ナイチンゲール生誕200年記念出版

# ナイチンゲールとセント・トーマス病院

Florence Nightingale and St. Thomas's Hospital

NIGHTINGALE

福田邦三［校閲・訳］
Kunizou Fukuda
永坂三夫・久永小千世［訳］
Mitsuo Nagasaka, Sachiyo Hisanaga

日本看護協会出版会

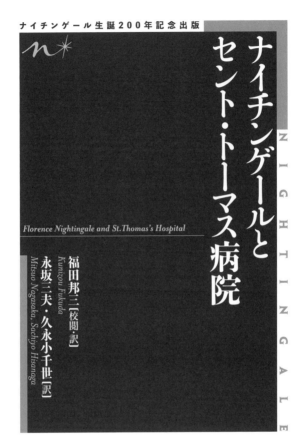

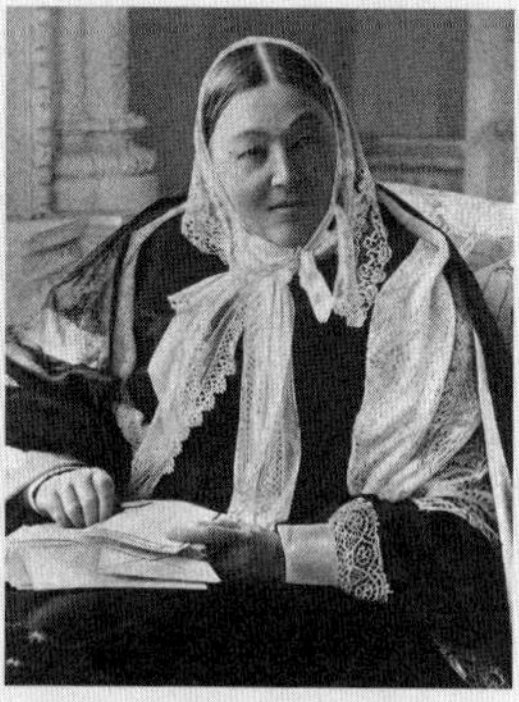

Florence Nightingale
May 12, 1820 - August 13, 1910

## ナイチンゲール生誕二〇〇年記念出版

フローレンス・ナイチンゲールは一八二〇年五月十二日、イタリアのフィレンツェで生まれました。二〇二〇年五月十二日は記念すべき二〇〇歳の誕生日です。これを祝福し、二〇二〇年一年間にわたって、ナイチンゲール自身の著作および彼女にまつわる関連書籍のシリーズを刊行いたします。

「クリミアの天使」という一般的なイメージを越境したナイチンゲールの多面性と、それゆえの人間的魅力を、本シリーズを通して感じていただければ幸いです。

目次

## セント・トーマス病院
## ナイチンゲール看護婦養成学校一〇〇年のあゆみ……139

付記

# セント・トーマス病院物語

チャールズ・グレイブズ
永坂三夫・久永小千世［訳］
福田邦三［校閲］

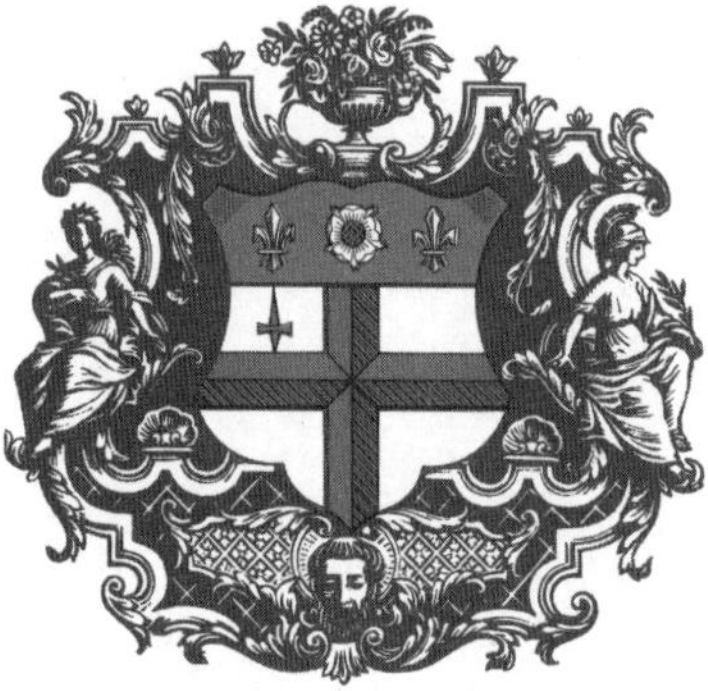

**The Story of St. Thomas's 1106-1947**

by
Charles Graves

This book was first published in English
for St. Thomas's Hospital in 1947.
Distributed by FABER AND FABER Ltd.
for St. Thomas's Hospital

# 1 まず神を愛せよ、しかるのち汝の隣人を

セント・トーマス病院は、かの黒死病[訳者注★1]、バラ戦争[★2]、修道院の解散[★3]、ペスト、ロンドンの疫病と大火[★4]という数々の歴史的難局を切り抜けて今日まで生き続けてきた。大胆にも歴代君主のお墨つきをもらうのを拒み、約一〇〇〇年にわたってロンドンの病人や貧困者に救済の手を差し伸べてきた。

単なるレンガや石造りの建物ならばもっと古いものはいくらでもあるが、長い年月にわたってひたすら人類に奉仕してきたという点で、この病院と肩を並べ得る建物は他に現存し

ない。いかなる修道院、尼僧院、大学、学校、学寮も、また法王庁の衛兵でさえも、その系図をスティーブン王の治世★5にまでまっすぐにたどり得ることを誇れるものはないであろう。また幾世紀にもわたって、貧困、疫病、戦争、さらに憲法の全面的改正などによって生じたあらゆるハンディキャップにもかかわらず、その身を義務に捧げてきたことを、かくも高く誇り得るものは他にはいない。

いまや、ロンドン市民へのたゆまぬ篤史的奉仕の幾世紀を経て、セント・トーマス病院は国家管理のもとに新しい歴史の門出に立っている。まことに古い秩序は変わる……。

病院というものは、教会が常に説いてきたキリスト教精神の実践的な形態をいつも備えてきた。事実、病院は往時の修道院をその母体として発展してきた。セント・トーマス病院もその例外ではない。もっとも、古代の修道団のそもそもの意図が、やや利己的なものであったということはいうまでもないだろう。キリストの教えに帰依した人々がみずからの魂の救済のために、世間から完全に絶縁して隠遁した。その結果、修道者ではない医師が仲間にいなくなったわけで、いきおい幼稚な医学知識をいくらか習得し、病気から身を守るためにその知識を役だたせたということは自然のなりゆきであった。

次の段階は非常に人間的なものであった。修道士や修道女らは、もともとが善人たちであるから、貧しい旅人に救いの手を差し伸べずにはいられなかった（この援助の肉体面の近代的形態の例が、スイスのセント・バーナード・ホスピスのセント・バーナード犬によって示されている）。だから、こうした教団の人々が自分自身を守るために獲得した臨床の医学知識が、その地域を通りかかった不幸な人たちばかりではなく、近所に住むけが人や障害者で、よその者が治療を受けるのをみて、自分たちにも同じ治療を施してもらいたいと願う人々にも役だったというのは当然であろう。

およそ一〇〇〇年前のことであるが、ヴァージン・セント・メアリー修道院は、南部イングランドからの唯一の橋――サザークの古代ローマ橋――を渡ってロンドン市に入ってくる病人や貧しい旅人の世話に、その多くの時間を捧げていた。そして、まず貧民収容所の拡張、次にこの南部地区からロンドンに流れ込んでくる病人や障害者のための専用の独立した建物を建設する必要に迫られていた。修道院のこの部分は、一一七三年、トーマス・ア・ベケット[★6]の聖徒参列の時代から今日のサザーク聖堂がある場所にあって、セント・トーマス・スピタル[★7]という名で知られていたが、ノルマン征服[★8]以前から慈善事業と簡単な治療を行うために存在していた（図1）。ウィンチェスターが南イングランドの首府であり、ロンドンは絶えずデーン人の侵攻を受けていた大きな貿易地にすぎなかった時代のことである。

しかし、時と共にロンドンは成長し、そして修道士が時間をとられることもますます多く、かつ大きくなっていった。幸いなことには、ヴァージン・セント・メアリー修道院の設立者であるオーガスチン教団は、旧教僧院の規律ほどにその規則が自己中心的でなく、精神的な義務もそれほど重んじていなかったために、病院に奉仕するにはとくに都合がよかったのである。このことは、同教団の設立者、聖オーガスチン[★9]の約款の第一条にみられる。それには「最も親愛なる兄弟たちよ。何よりもまず神を愛せよ。しかるのち汝の隣人を」とある。結果として修道士たちは、「灰色の人」、すなわちアッシジの聖フランシス[★10]の救いの僧らに、少なくとも一世紀先んじたのである。彼らの貧民収容所は、たちまち、ロンドンをめざしてやってくる病人のための病院となった。そして、道化師ラヘール[★11]が、一一二三年、同じ役割を演ずるためにロンドン北部にセント・バーソロミュー病院を設立したとき、オーガスチン正教団員をその幹部としたことは記録すべきことである。

当時、聖職者は血を流すことを許されなかった（司教が戦争に行って戦うときは、剣のかわりに笏杖を用いた）。したがって、手術は聖職者は行わず、すべて従者の手にゆだねられた。今日でも、内科医が外科医に「形式上」優先しているのは、この理由によるためである（図2）。

医学は、ノルマン征服後何年かの間は、ほとんど水薬とまじないから成り立っていたが、こ

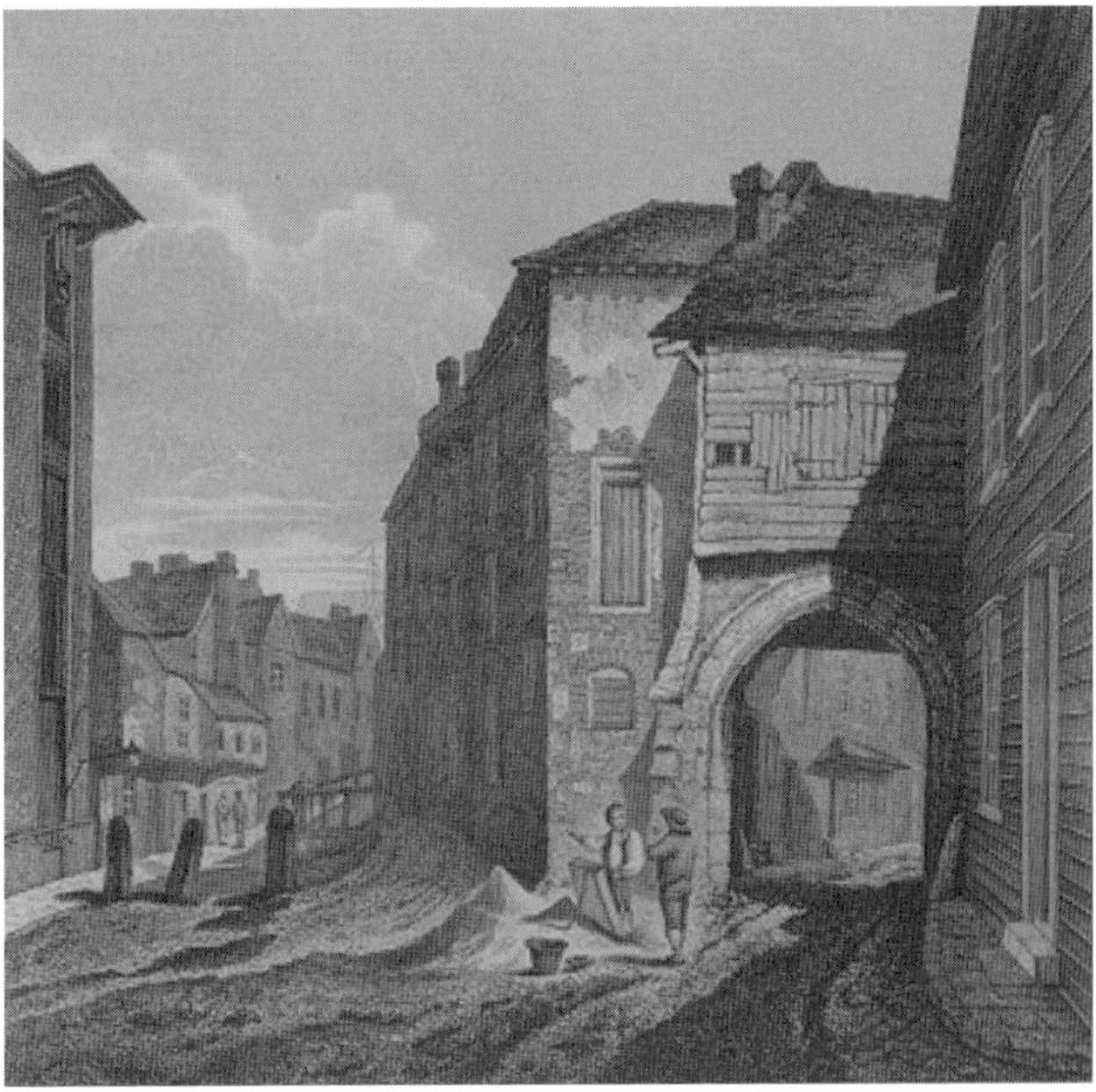

図1　ヴァージン・セント・メアリー修道院の門
サザークのヴァージン・セント・メアリー修道院内の貧民救護所は、ノルマン征服以前に建てられた。それがセント・トーマス病院となったのである。図は1811年に残っていた修道院の門である。

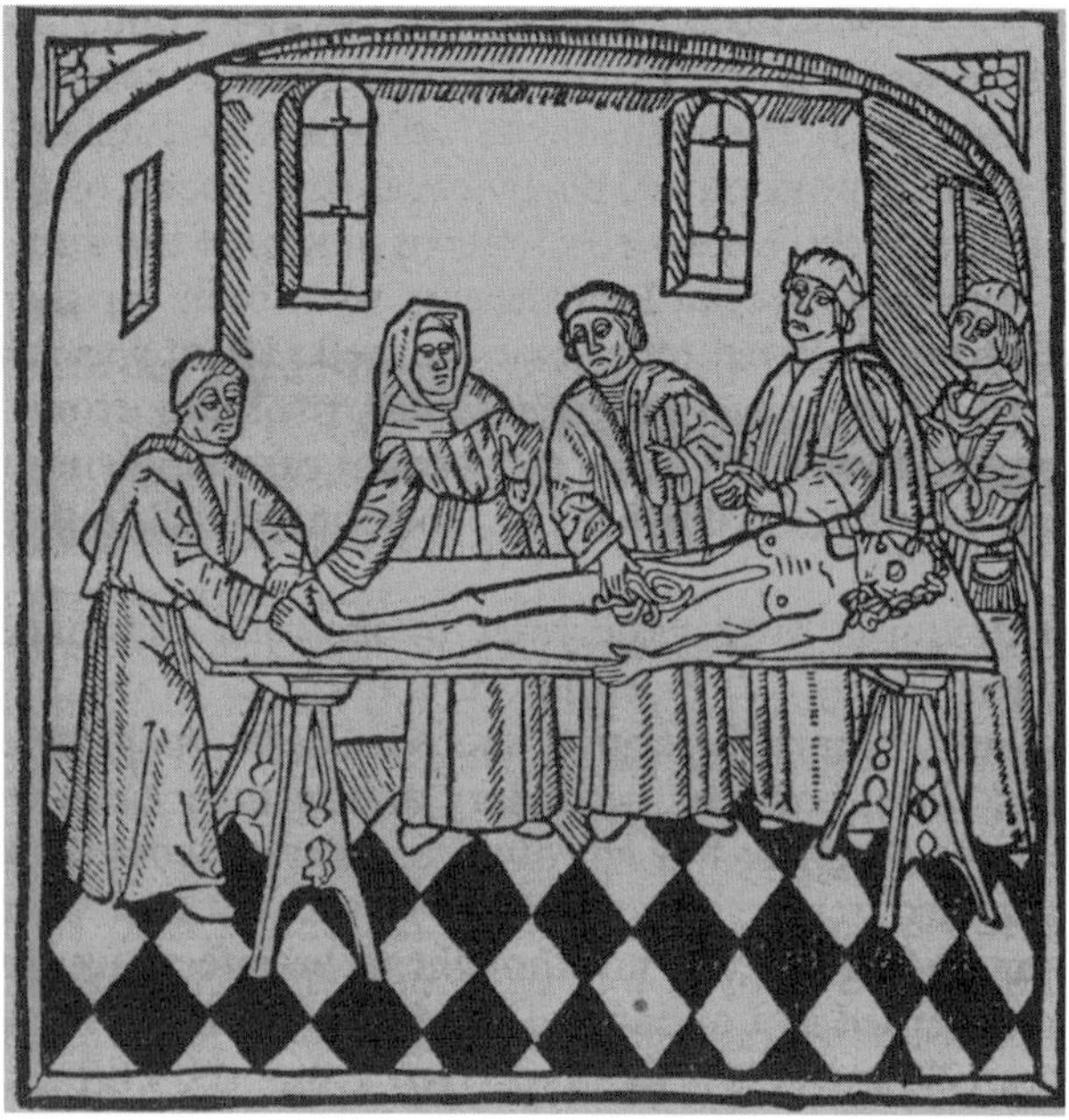

図 2　1495 年当時の切開手術
当時の病院は修道院に属していたが、外科手術の仕事はいつも従者の人々で行われていた。

れは神聖なる場所で僧侶によって施されたときにのみ、最も効果があると考えられていた。薬のあるものは、下剤とか、鎮痛剤とか、強壮剤とか、あるいは興奮剤とかいった類のものであった。それらはほとんどが植物性のもので、一枚の処方箋にしばしば一五種類も処方されていた。これらの薬は、確かにある病人には効果があったが、まじないや呪文では、そのおもな効果は肉体的なものというよりはむしろ精神的なものであった。

しかし僧職医師が、自分で処方した複雑な、しばしば胸が悪くなるような混合物を、みずから調剤したとは考えられない。彼はあまりにも身分が高く、みずから手を下して物事を行うことはなかった。安全な距離から患者を観察したり、尿の検査によって診断を下した。しかし薬剤師[編集部注◎1]は、きわめて早期に専門化しはじめていて、一一八〇年にヘンリー二世は、薬剤師を連れてアイルランドへ行ったといわれている。だから病院の非聖職者の医師の一人が薬剤師の技術を学んで自分の薬局をもち、そこでいろいろな国内国外の薬が売られていたことは間違いないであろう。非常にしばしば用いられた処方は、「ヒエラ・ピクラ」[★12]、すなわち神聖なる苦味剤というものであった。それは一剤で、アロエ、マスチック・サフラン、インド・

◎1　中世ヨーロッパでは薬剤師（apothecary）は医療行為を行うこともあった。

ネーブル、果実香、アッサラムを含有していた。さらに重要な患者には、一四種もの配合剤が用いられた。だから十二世紀の病院の薬剤師は、まったく多忙であったと思われる。

黒死病、すなわち腺ペストは一三四八年の大流行以前にも数回ロンドンを襲ったものと思われる。もっともそれは、しばし飢きんに随伴した疫病と混同された。すなわち飢きんの際には発疹チフス、赤痢、腸炎が非常に多くの犠牲者を出した。一一九八年と一二五八年には、とくにひどい飢きんに引き続いて疫病が起こった。発汗病[★13]もまた、急速な死をもたらした。

当時レプラ[◎2]がみられたが、実際には症候の似た他の疾患が多く含まれていたと思われる。いずれの時代においても、イングランドのレプラ患者の実数は今まで非常に過大に推定されていたようである。それは一つには、その多くがまったくレプラではなかったことにもよるし、また一つには、レプラが慢性疾患であることから、こうした類似慢性疾患がややもすればレプラと誤認されたからでもあろう。特別な〝らい〟[◎3]病舎がレプラ患者のために建てられていたが、それは他の病人も収容したものと考えられる。おそらく十二世紀のはじめ頃から、ケント街のリージェント運河の近くに〝らい〟病舎、すなわちロック・ホスピタルがあったが、ここへ（疑いなく）セント・メアリー病院とセント・トーマス病院で治療を受けていたすべてのレプラ患者が送られた。「ロック・ホスピタル」という名前の由来については明らかでない。

ケント街のこの〝らい〟病舎の位置が、堀川が道路と交差する場所にあって、そこに堀川の水門か堰があったということも一つの説明である（図3）。

梅毒は認められなかったが、散発的な患者が海路からロンドンに入り込んできたかもしれない。しかし、二期、三期の患者がレプラと診断されたことは間違いないから、梅毒患者が非常に効果的に隔離されたわけである。

天然痘のことは知られていたが、一二五〇年までロンドンで開業していたギベルツス・アングリクスが明らかにするまでは、感染性のものとは考えられていなかった。梅毒が認められて「グレード・ポックス」と呼ばれるようになるまでは、おそらく古代英語の「ポック(p'oc)」、すなわちポケットに由来する「ポックス」という名で知られていたのであろう。

サレルノ[★14]の有名な医科大学が一〇七二年にその最盛期にあったとき、ロンドンはノルマン人に占領された。それからまもなく、イングランドの牧師が、最新医学を学ぶために、わずかな人数で遠く離れたサレルノに送られた。彼らの知識がサザークに達するまでには、幾年もの歳月がかかったのであった。

◎2・3　「レプラ」および「らい」は、日本では現在「ハンセン病」が正式な用語とされている。

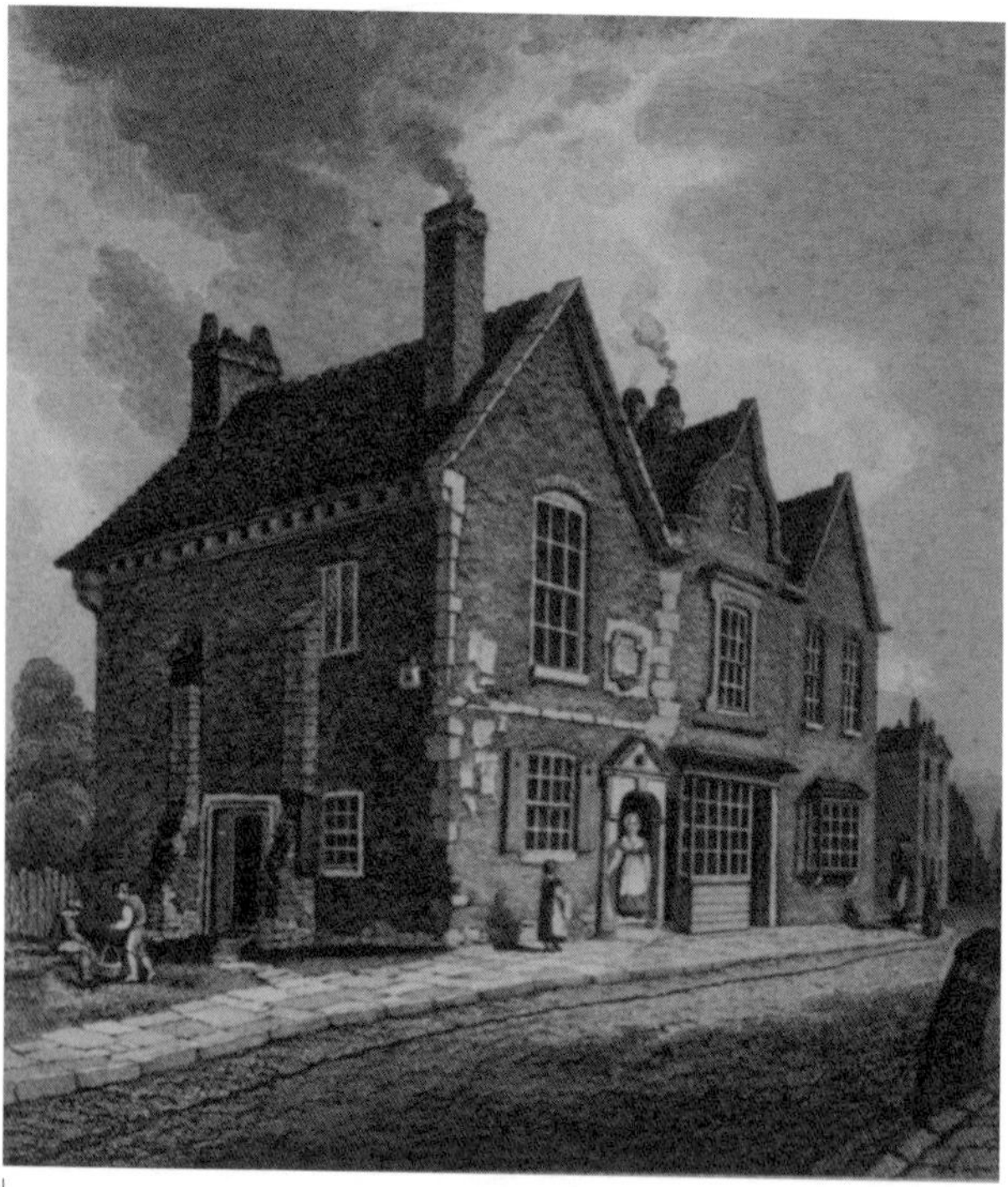

図3　ケント街のロック・ホスピタル
ここにレプラとその他の患者が隔離された。

# 2 信仰による支え

一二〇七年、悲惨な大火がこの修道院の大半を灰燼に帰した。聖職者中の理財家でウィンチェスターの司教となったペテル・デ・ルピブスは、この病院が救済した大量の被災者のために何かしなければならないと考えて、募金を世に訴えた。これは以後七世紀の間にわたる多くの募金の最初のものであった。この訴えは大成功をおさめた。というのは、司教が募金に応じたものには二〇日間の贖罪の祈祷を免じたからである。こうして集められた募金によって、病院はテムズ川から一〇〇ヤード離れた、空気はより清く、水はより豊富な地点に再建された。

　当時はもちろん、この病院は聖なるローマ教会の建物であり、その所有物であった。教会の財産は、世俗の人に所属しているそれよりははるかに安全であった。だから時が経つにつれて、セント・トーマス病院は信仰によって寄贈された驚くべき広大な土地と家屋をもつようになった。病院そのものは、樫の荒木造り、屋根は藁葺きで、絵のように美しい不整形の二階建ての建物であった。四〇人の患者が一階の部屋で、い草のベッドに寝ていた。唯一の照明は、配給肉のあまりの脂肪からつくったろうそくの灯であった。病院の職員は、四人の教団員、三人の聖職シスター、一人の教会委員、それに非聖職者の外科医、門番、酒造り係、パン焼き係、厨婦および現代看護婦の先駆者ともいうべき非聖職者のシスターたちで構成されていた。しかし、少なくとも日に三回のお勤めや、多くの懺悔、特別塗注油式[★15]や葬式が、かなりの量の公式の托鉢と共に行われなければならなかったので、医師たちは診療に多くの時間をあてることはできなかった。おそらく患者にとっても同様であったと思われる。

　ベッドは一三世紀の終わりまでは普及しなかったため、当時は、患者は寝間着を着ることなく、二、三人が一つのベッドに寝ることになっていた。

　ペテル・デ・ルピブスの約束した免罪は少なくとも一〇〇年間は効果をあげたようである。

というのは、一四世紀の初頭には病院への寄進がひきもきらなかったからである。しかし、あの一三四八年の黒死病のおそるべき大流行は、この病院に無惨な圧力を加えるにいたった。それは一一月にはロンドンに達し、次の聖霊降臨祭[★16]まで続いた。一六六五年にぶり返したのは、この同じ腺ペストであった。多くの場合には肺炎が流行り、ロンドンだけでも全人口の半数にあたる二万人が死亡したとみられている。この黒死病は病院の修道看護士の大多数を死に至らしめたうえに、労働者の人手を多く失わせた。そのため、セント・トーマス病院のようにその収入を土地から得ているものにとって事態はますます困難になった。それゆえ修道院長は、病院の負債の支払いを援助してくれるすべての人に、最短二年と八〇日の免罪を与えられるように法王インノセント六世に請願したが、法王は一年と四〇日の免罪しか許さなかった。ペテル・デ・ルビブスはわずか二〇日間の免罪で有力な寄進の申し込みを獲得したのだから、このことは、はからずも法王の勢力がいかに衰えたかを示すものである。

その頃の入院患者の治療記録はないが、『カンタベリー物語』[★17]にあるチョーサーの医学についての記述は、医療がどのように行われていたかを明らかにしている。偉い医者は、天文学と占星術に関する知識と、おのれの生来の魔力によって医療を行っていたことが思い出されるであろう。まず患者の誕生時の天宮図を繰って星占いをしてから、その病気を考察する。

「患者のからだの状態は寒冷の影響によるのか、温熱の結果か、湿っているか、乾いているか、また病気はからだのどの部位に起こったのか、四つの体液のどれに変調が起きているのかということを考える。」

それによって彼は「薬と心得」を処方し、薬剤師がそれを投薬したのであろう。セント・トーマス病院の四人のオーガスチン正教団員が実際に占星術を学んだかどうかは疑わしい。しかし彼らが患者の瀉血を特定の日に行い、他の日には行わなかったということは疑いのないところであろう。というのは、占星術的な処方が、かつて投薬と共に行われたまじないや祈祷に大きくとってかわったからである。

しかし彼らの最大の知的財産は、彼らが獲得せざるを得なかった膨大な臨床経験であった。ペストは常に彼らと共にあって一〇年あるいは二〇年ごとに爆発的に流行し、発疹チフス、腸炎、赤痢、壊血病、結核、くる病、マラリアでいつも病院のベッドはふさがっていた。さらに外来診療部は、気候の荒れがちな不健康なサザークが毎日送り込んでくる救急負傷患者で忙殺されていたにちがいない。

# 3 国王の設立

キャムデン協会[18]から出版された『ロンドン市民あれこれ』の序文に、次のようなくだりがある。

「トーマス・スペチル[19]。而して同所に貧しき男女のための病院あり。豪商リチャード・ウィッチントン、健康を害したる若き女性の治療を委託し、八ベッドの新病室をつくれり。かつ彼は、この病室内にて行われることすべて、これを外部にもらさざるよう命じたり。若き婦人をはずかしめざらんの意と、その、結婚を妨ぐるの因とならんことを恐れたるがためなり。」

リチャード・ウィッチントンは一三五八年から一四二三年まで生きていたが、四回ロンドン市長になった。ロンドンには娼家があって、その不道徳さは今日の標準からはおよそ信じられないものであった（評判の悪い家がセント・トーマス病院の周辺のいたるところにあった）。時がたつにつれて、病院の内外共に事態はますます悪くなるばかりであった。一五〇七年までには病院は非常に荒廃した状態となり、新しい建物を「はやぶさ屋」の九柱戯場[★20]、すなわち「クロッシュバンク[★21]」の場所に建てなければならなくなっていた（図4）。

最初の英語完訳の聖書が、マイルス・カヴァデールによって出版されたのは、まさにこの場所であった。しかし、このような貴重な仕事が行われたにもかかわらず、病院内のブラザーやシスターたちの規律が、決してよいものでなかったことは明らかである。そして一五四〇年一月一四日に災難がふりかかってきた。セント・トーマス病院と、サリー、サセックス、ケント、ミドルセックス、エセックス、ケンブリッジの諸州、ロンドン市その他にある病院の全財産が、修道院の解散の間に国王に没収されたのである。

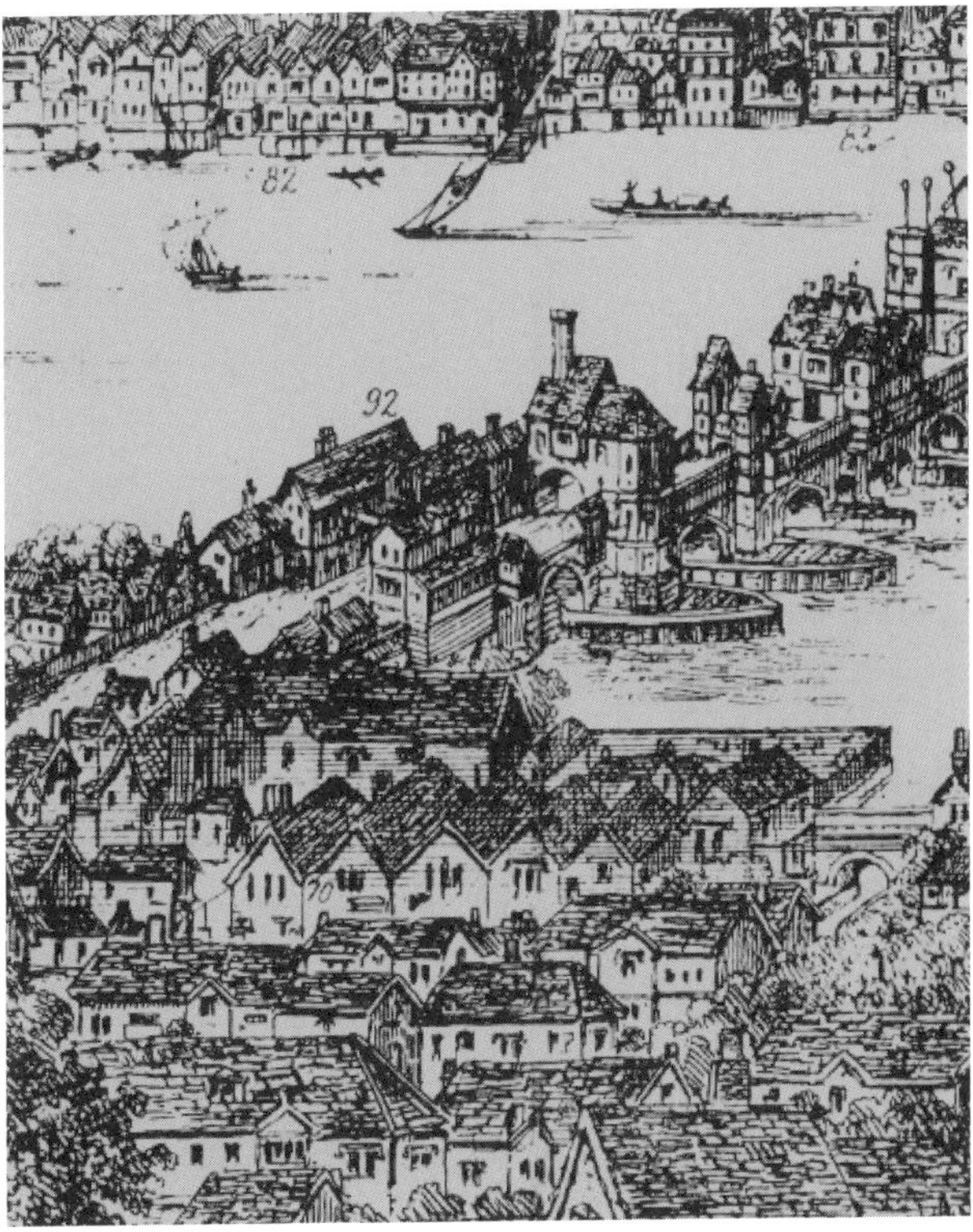


図4　6棟の切妻造りの新病院
この新病院は1507年に建設された。
当時ヘンリー8世に弾圧されて、なすことなく
いたずらに建っているのみであった。
ここでマイルス・カヴァデールが最初の
英語完訳の聖書を印刷した。
川に向かって左方に娼家があった。

その結果、一一年間病院は放置されたままであった。その荒れはてた資産は二度と戻らなかったが、その現世における使命はエドワード六世によって復活された。特許文書保管所の公文書抜粋（やや現代語に近く書きなおした）によると、

「ロンドンの公道、公園、およびその郊外において、病気の貧民たち寝ころびて物乞いをし、これらの場を利用する国王の臣民に悪影響と迷惑を及ぼしたることに鑑み、サザークの元トーマス・ベケット病院の家屋および土地は、ロンドン市長、市および市民に譲渡されるべし。同用地内の教会、尖塔、墓地およびすべての建物、納屋、厩舎、鳩小屋、池、庭、果樹園、庭園、運動場を含む。トーマス・ベケットの住宅、すなわち元サザークのセント・トーマス牧師館と呼ばれたるものもまた然り。

同病院に所属せるサザークの年次慈善市（ヌンディス）および上述トーマス・ベケット師の教区内における同病院のすべての財産、家屋、土地その他は、年賦一五四ポンド一七シリング一ペニーにて譲渡されるべし。

なお、サザークの同病院、将来同所において貧者の救済支援の場所および家たること、および国王の設立になるロンドンに境するサザークの貧者の家と呼称することは許さる

べし。」

この病院が世話をしなければならなかった人々の数は、多少参考になるであろう。

父なし子　三〇〇人
負傷者、病人　二〇〇人
子だくさんの貧乏人　三五〇人
老人　四〇〇人
崩壊家族の世帯主　六五〇人
路上生活者　二〇〇人

次の仕事は金を集めることであった。募金は市民から集められたが、

「人々は気持ちよく差し出し、この募金は一般に好感をもたれた。」

しかし、病院が復興して外科医が任命されるまでには一年以上もかかった。目標は外来患者の他に、三〇〇人の入院患者を収容することであった。二五〇人の老人と病人が入院した。

「しかし彼らの多くは、門番のいない時に逃げ出して、元の職業に転落しようとすきをうかがっていた。多くの者は、自分の家の区域に逃げ込まないうちにとらえられ、ひどく罰せられた。」

セント・バーソロミュー病院、キリスト病院、ブライドウェル病院と共に、四王立病院としてロンドン市に譲渡されたセント・トーマス病院の復興責任者は、当時みずからも障害者であったエドワード六世であった（図5）。

メアリー女王の治世中は、病院には特記すべきことは起こらなかったが、次の処方箋は当時のもので、大いに興味をひかれる。

【しらくも頭につける薬】

まず、からし一パイント、強い酢一パイント、緑青四分の一ポンド、スパイク油少量、

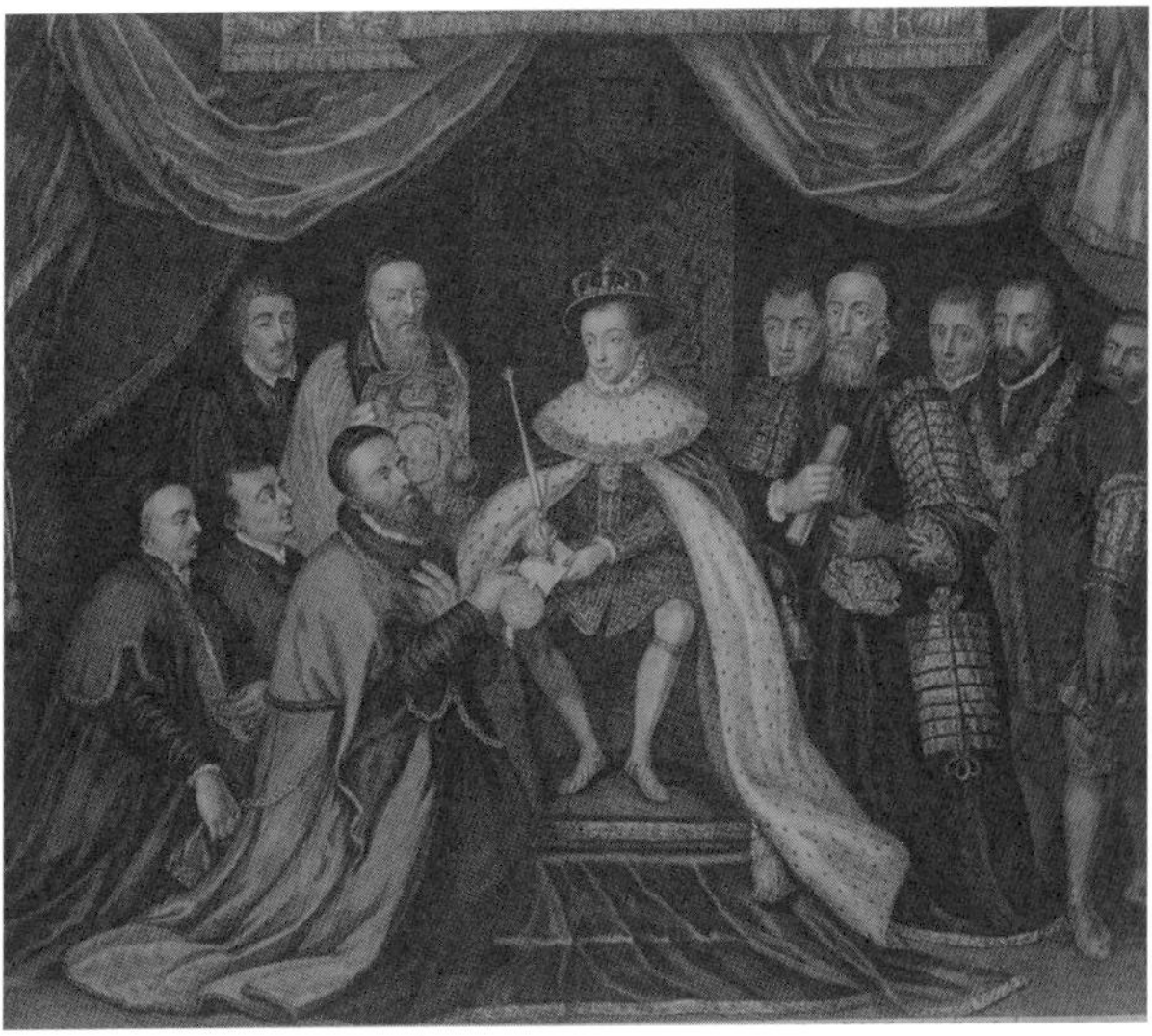

図5　国王エドワード六世
1553年に「公道などに寝転んでいる病人や物乞いをしている病める貧民に鑑みて……」なる特許文書により、セント・トーマス病院をロンドンに復活させた。

よくくだいた胡椒一オンスを取れ。それに塩ひとつかみを加えよ。これらをいっしょに煮てよくかきまぜよ。陶器製の瓶に入れて用いる。

【しらくもが再発した場合になおす軟膏】

去勢豚の油一ポンド、白い部分のある鵝鳥の糞ひとにぎり、同量の羊の糞、スパイク油少量、蜂蜜少量、胡椒二オンス、飛燕草の種子一オンスを取れ。それを煮て沸騰したら布で濾せ。これをまず塗布してから、酢を温めて、それで洗え。しからばかさぶたはあとかたもなくとれるであろう。

死の床にあったヘンリー八世によって娼家廃止の令が出されたのに原因して、わが病院はいまやサザークのおびただしいふしだらな女たちのお産の場所として、他の患者を追い出すほどに大いに利用されていた。そのため「病院はまじめな人たちを救うために建てられた家であって、売春婦を救うためのものではない」という理由から、妊娠している女はなんびとたりとも入院を許さないという布告が出された。この頃になると患者は快適な羽根ベッドに寝て、白パンを食べるようになっていた。また、ビール一クォートを一ペニーで買うこともできた。個室も設けられたが、スペインの脅威[★22]は病院の歴史にほとんど、あるいはまったく記録されなかったようである。病院の議事録が世界のできごとによりも、便所の建物により多くの関心を示していることは、驚くにあたらないことである。

一五五六年の末までには、医局員は外科医のみで構成されていたが、同年秋にヘンリー・ブルが年俸一三ポンド六シリング八ペニーの非常な高給でセント・トーマス病院の最初の内科医となった。有資格医師の他に、貴族の夫人で特技のある者がよく招かれた。このようにしてマザー・エドウィンが、一マルク（一三シリング四ペニー）で「脱腸」の少年の治療を始めたが、彼女は脱腸帯をつくる「ファスチアン織」を買うためにさらに一シリングを要求した。このヘルニア患者の治療に成功しなかったら、彼女は金を返さねばならなかった。

手足の切断術はこの頃かなり普及していた。この手術で生きのびた患者がしばしばあったことが、木製の脚や松葉杖の支払額が記録されていることからもわかる。これらの患者の多くが、スペインと戦った海員たちであったことは疑いない。

患者の世話にあたったシスターたちの数は、一五人から二五人の間を上下した。彼女たちのモラルが患者のそれに比べて非常にすぐれていたとは残念ながらいえない。例えば、マーガレット・アレンというシスターについて、一五六三年四月一九日付で「彼女はその職場においておのが職責を果たさず、居酒屋におもむきてその職場を放棄せり。よって監督官は彼女に対し、おのが誤ちを改めんか、さもなくばその職務を去るべしと警告し、かつ、さらに処罰せり」と看護婦長は報告している。一五六八年には、「シスターたちが互いに口論し、あるいはその他の不行跡によりて秩序を乱したることが病院当局に訴えられたときには、そのようなシスターはいずれもその配置病棟から退けられ、シスターの資格を剥奪され、永久に病院より追放さるべし」とある。

明らかに当時シスターたちの間に、多くのいざこざがあったものと思われる。さもなければ、このような強い言葉の訓戒は必要がなかったはずである。アン・リーグーは一五七二年から一五八〇年まで看護婦長であったが、酩酊のために三回法廷にひっぱり出された。二回は改心を誓約して許されたが、三回目にはひそかに解職された。

当時は、笞刑《ちけい》が一般に行われ、フランス病（梅毒）が流行り、牡牛に犬をけしかけて楽しむといった時代で、市民がしばしば首にされ、ひきずりまわされ、八つ裂きにされても、公衆の良心を動かすこともなかったといったような時代であった。看護婦たちが、慈悲の天使でなかったとしても不思議ではない。

# 4 ペストと大火

エリザベス女王の治世の最後の数年は、ペストの大流行があったことで注目される。セント・トーマス病院の病院僧★23も労務員監督もこれに倒れた。

二年後に記録されたところによると、病院の裏庭が修復されていなかったために、「貧民たちが時々病院のものを持ち去ったり、強いビールを持ち込んだりして秩序を乱した」とある。この世紀と次の世紀を通じて、病院から強いビールを閉め出す問題は、理事会がその解決を絶えず試みた問題であった。

病院僧は一七世紀初期には病院づきの牧師でもあったが、そのうち五人は四年の間に相次いで蝿のように死んでいった。この職務は確かに危険なものであった。彼らは緊急の入院患者全員に面接し、患者がペストか否かを決定しなければならなかったからである。ペストであれば、原則として入院を許されなかった。病院僧は、入院希望者が接触した唯一の職員であった。彼の職務は彼を日夜病院に釘づけにし、彼はそこの不潔な空気の中で生活し、一日にビール一ガロンも飲んだ。このような状態で、病院僧が病気に対してほとんど抵抗を示さなかったのも不思議ではない。

一七世紀に使用された薬の総量は、非常にわずかなものであったと思われる。それは、一六二一年の薬剤師の契約書に年四五ポンドとあることからわかるが、薬剤師はそのなかから病院に必要なすべての薬を求めなければならなかった。同年に記録されたところによると、ある外科医は「四例の膀胱結石截出の特殊技術」に対して一〇ポンドの謝礼を受けている。この手術については一一世紀にアブルカシン[24]が記述しているが、この病院の記録のなかでは、これが截石術の最初の記載である。

一六二七年には、ラ・ロッシェル救援のためのバッキンガム公の悲惨な遠征[25]の後、一二〇人の傷兵がセント・トーマス病院とセント・バーソロミュー病院に収容された。

それから二年後に、サザーク治安判事によってペストに対する予防措置が再びとられつつあった。それは、「アイルランド人と路上生活者をとらえ、居酒屋のリストをつくり、あらゆる溝を清掃し、汚染した家にはすべて二人の見張りをつける」というものであった。しかし以後の六年間、病院は二八〇床を下ったことはなかった。病室の名前は、キングス、クィーンズ、リディヤ、リューク、ヨブ、ナイトレイヤーズ、ジョナス、ノア、マグダレヤ、トビアス、アブディル、ラザロ、男子不潔病室、[★26]女子不潔病室などであった。

チャールズ一世は、薬局の仕事の志願者を推薦した――採用されなかったが――他は、病院に関してあまり多くのことをしなかった。やがて病院は、機会をとらえて国会議員の側にくみした。内戦のもたらしたものの一つは、傷兵の病室にあてるために一般民間患者の数を大幅に減らさなければならないことであった。オランダとの戦争[★27]で負傷した水兵も治療しなければならなかった。さらに困ったことには、一六五五年、病院のシスターたちが何人もクェーカー教徒[★28]になり、ただちに解職されるという事件が起こった。

それから一〇年後に、あの有名なペストの大流行が襲い（図6）、富裕階級の市民はすべて安全を求めて逃亡した。医長のワルトン医師はセント・トーマス病院に送られてくるペストの兵士の世話を引き受けてくれるようにとの、チャールズ二世の懇請にしたがい、ロンドン

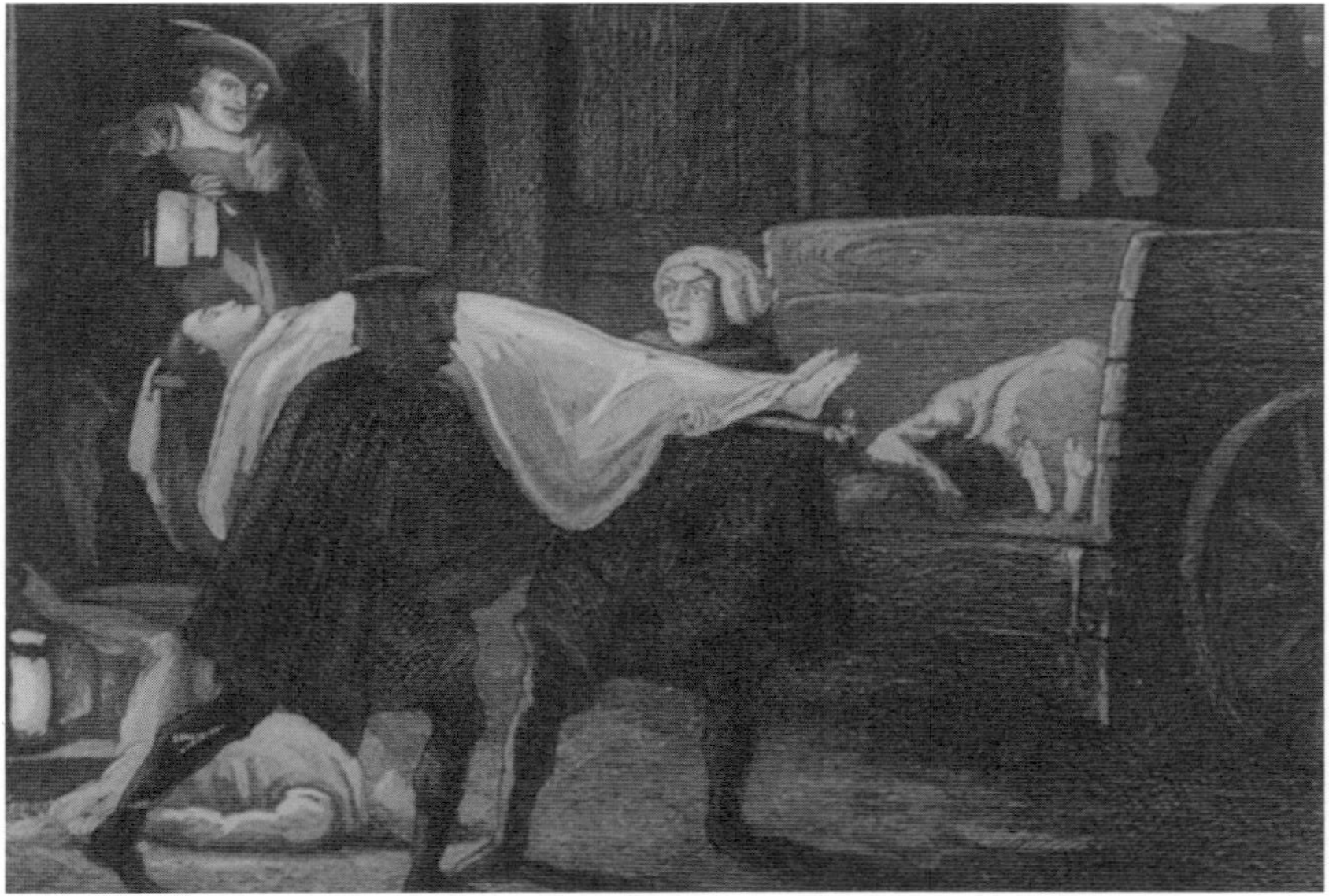

図6　ペストの大流行
市内の予防措置が不十分のときに恐るべし訪問者、ペストが出現した。セント・トーマス病院の職員はこのとき、ペストに打ちのめされた兵士の世話をした。

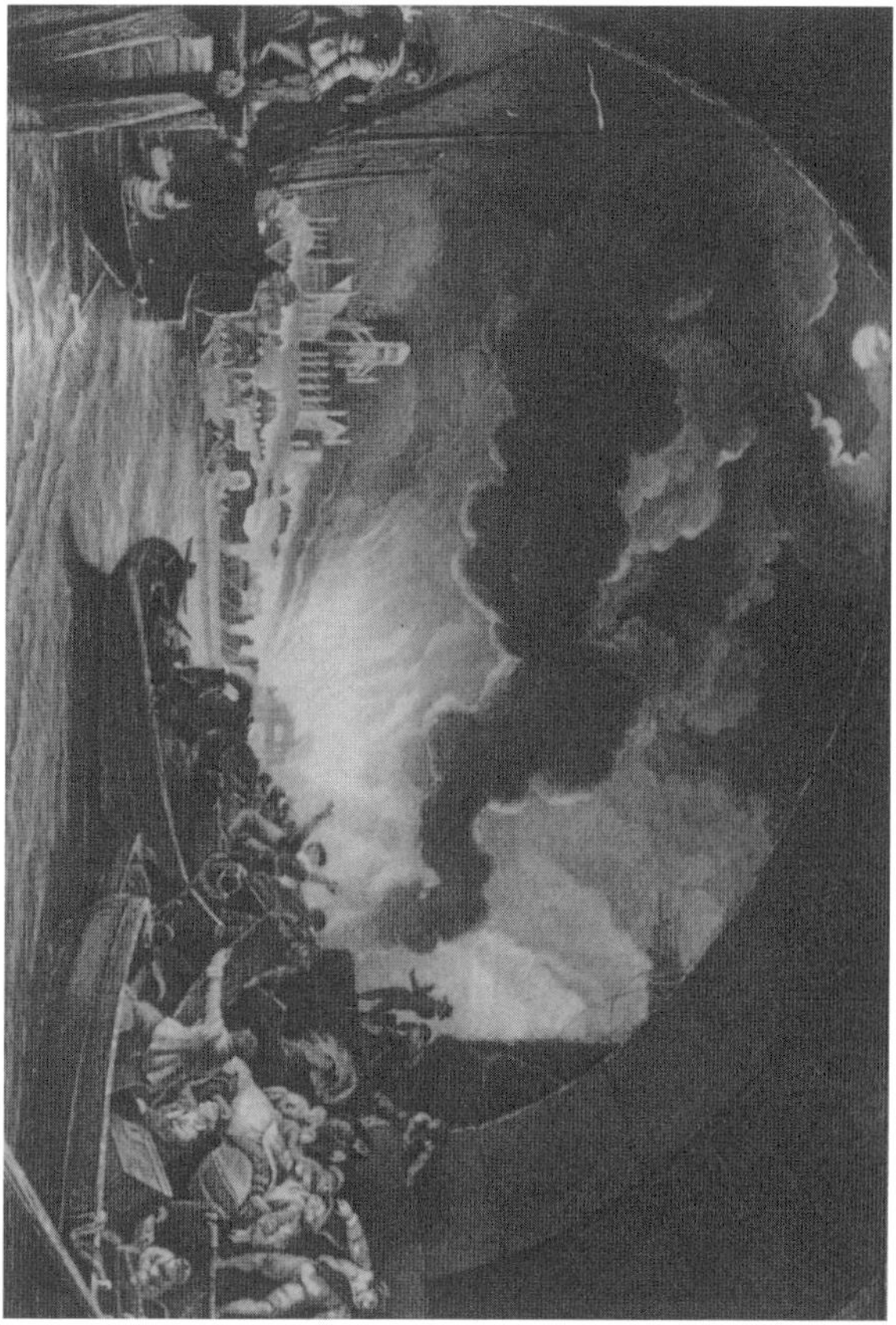

図7　ロンドン大火
ペストがおさまったあと、ロンドンは大火に見舞われた。セント・トーマス病院は難を免れたが、市内にあった当病院の財産の大部分は灰燼に帰し、巨額の財産収入を失った。

にとどまった。このことに対しチャールズ二世は将来報いるところのあることを約束した。――しかし彼はその報酬を受けなかった。外科医の一人、エドワード・ライスもその職務を離れなかったが、数人の陸軍将校の治療に対して二〇ポンドのボーナスを与えられた。

ついでロンドンの大火が見舞った（図7）。病院自体は、災害を免れたが、その市内の財産の大部分は灰になってしまった。この財産収入の損失を考えて、理事会はこれ以上の傷兵の受け入れ業務を免除願いたいと海軍省に要請した。この要請は拒否されたが、海軍の患者に対する規則がつくられた。その一つに、「火災の危険を防ぐため、ベッドでタバコを吸わぬこと」というのがある。

解剖の研究らしい最初の証拠が一六七〇年にみられる。それは、理事会の賛成が得られないから外科医は病院で死亡した患者の死体解剖を行ってはならない、という訓令が出されていることからわかる。ジェームス二世が王位についた一六八五年に、「内科医の指示が他にないかぎり、不潔病患者、すなわち梅毒患者には昔のグァヤック飲料[★29]以外与えてはならない」と規定された。

病院規則のよい着想が、一六九九年の最後の理事会会議録の数カ条の現代訳からうかがえる。

一　外科トレイ役★30は、外科医の委託による他はなんびとたりとも許されない。
二　薬品はすべて、年二回幹部職員がこれを点検すること。
三　病院僧は、指導と慰問のために貧困患者を見舞うこと。
四　労務員監督、看護婦長、コック、厨夫長は、毎週支払いをすること。
五　厨夫長とコックは、ベルが鳴ったら食物を盛りつけ、シスターはこれを運ぶこと。
六　看護婦長はシスターを監督し、病院外に外泊しないよう注意すること。
七　シスターは、カード遊び、ダイス遊びが院内で行われないよう注意すること。
八　シスターは、午前六時までにその病室を掃除すること。
九　シスターは、常にその仕事場を清潔に保ち、にわとりを入り込ませぬこと。
一〇　患者はすべて、可能なかぎりシスターを手助けすること。
十一　シスターは、病室用以外に患者の薪を使用しないこと。
十二　患者は、治療終了の宣告がすんだあとは、入院させておいてはならない。
十三　薬か手術が処方されない患者は、入院させておいてはならない。
十四　裏門は診察日以外は、いつも閉めておくこと。両方の門は冬は夜七時、夏は夜八時に閉め、夏は六時、冬は七時に開けること。

十五　寺男は礼拝堂と墓地を常にきれいにしておくこと。墓は一基一八ペニーで、深さ六フィート、長さ六フィート、幅三フィートに掘ること。

十六　職員は院内で食事をすること。食事のために居酒屋へ行ってはならない。

十七　酒は持ち込んではいけない。また内科医および外科医の許可なしに、患者に売ってはならない。

十八　死亡した患者の衣服は、会計と二人の理事（入院係の）が処分すること。

十九　一〇床中一床はいつも、空気にさらすために空けておくこと。各ベッドには二人以上の患者を寝かせてはいけない。

二〇　古いシーツは洗って、包帯用として外科医に渡すこと。

二一　労務員監督、看護婦長、コック、厨夫長のみならず、門番も病院外に宿泊してはならない。また病院の仕事以外に患者を使用してはならない。

二二　不潔病患者は自分の病室から出させてはならない。何ものも院内に持ち込んではならない。礼拝堂に入ったり、中庭の椅子に腰掛けてはならない。違反した場合は退院させる。

二三　門番はやむを得ない場合の他は貧困者に外出を許してはならない。また帰院が遅れたり、飲酒して帰院した場合は退院させる。

二四　この規則の入院患者の管理に関する条項は、入院のたびごとに入院係理事の前で労務員監督が患者に読み聞かせなければならない。

このトレイ役の個条は、世界で最も有名な教育病院の一つとなったこの病院の生徒についての最初の文献である。トレイ役は包帯や器械のトレイを運ぶ特権を持っていて、そのため、仕事をしている間は外科医に緊密に接することができた。

# 5 近代医学のはじまり

一七世紀における医学の進歩は、哲学、文学、芸術、科学がベーコン[★31]、ハーヴェイ[★32]、シェークスピア[★33]、ニュートン[★34]、レン[★35]らによって著しく進歩したのに比べれば、それほどめざましいものとはいえない。しかし発疹チフス、腸チフス、猩紅熱は熱病のなかでもすでに知られていた。病室内に新鮮な空気を取り入れることの利点が理解されていた。キナ皮がマラリアに対して処方され、レプラ、発汗病、ペストはすでに過去のものとなった。

一七〇三年に、リチャード・ミード医師がこの病院の内科医として赴任してきたことは、この病院の名声を大いに高めた（図8）。彼はアン女王、ジョージ一世、ジョージ二世の治世を通じて、最もすぐれた内科医となった。彼は、はしかによる死亡が肺炎によるものであることを明らかにした最初の人であった。彼は死体解剖に重きを置いた（ローマ法王によって人の心はからだに宿って不死永世のものだと思われていたにもかかわらず）。彼はまた、書籍商トーマス・ガイの親友であった。ガイはセント・トーマス病院の理事の一人で、一七二一年「南海の泡[★36]」で株を売った利益でセント・トーマス病院の敷地の一角を借り受けて、同病院の不治患者と精神病患者を収容するために、病院を一つ建てた。同時にミード医師の提案で、彼はその建物の建築費を支払った他に、親病院に三病室を寄付した。彼は死に際して、彼の病院があらゆる疾患の患者に開放されるべきこと、およびそれ自体の管理体を持つべきことを遺言した。この遺言の後者は、必然的に病院が二つに分裂すべき下地をつくった。しかしこの分裂は思ったほどに早くは起こらなかったので、この件についてはこの物語の後章にゆずる。

　この病院がミード医師の指揮下にあった時代には、外科手術に関連して、解剖学の講義が公認の剖検室のあるセント・トーマス病院で行われた。同じ頃に、セント・トーマス病院でいちばん偉い外科医と一般に認められていたウィリアム・チズルデン医師が医療陣に加わった。彼は解剖学を専攻し、同時に指導的な眼科医となった（図9）。

なお、一七五二年の病院規則の抜粋は興味深い。

第一条（診察日以外に患者を受けつけないこと）

労務員監督は規定の診察日以外は、なんぴとたりとも入院させてはならない。事故、あるいは院長ないし会計長の命令である場合を除く。

第二条（感染性疾患の患者は受けつけないこと）

ペスト、疥癬、しらくも頭、その他感染性疾患に罹患している者、あるいはそのような罹患者と接触した疑いのある者は、なんぴとたりとも入院させてはならない。そのような者が入院した場合は、発見しだい退院させること。

第三条（保証人のない者は受けつけないこと）

隣接地区の者は、その居住地の教会委員もしくは退院時に身元引き受けを保証するその他の信用ある人物の証明のないかぎり、なんぴとたりとも入院させてはならない。なお、この身元引き受け人は、患者が死亡した場合は、死体を引き取って埋葬すること。病院はその責を負わない。ただし、会計長あるいは理事、当番の入院係が許可した特別な場合を除く。労務員監督は、入院に際して適切なリネンを患者自身が準備するよう世話し、

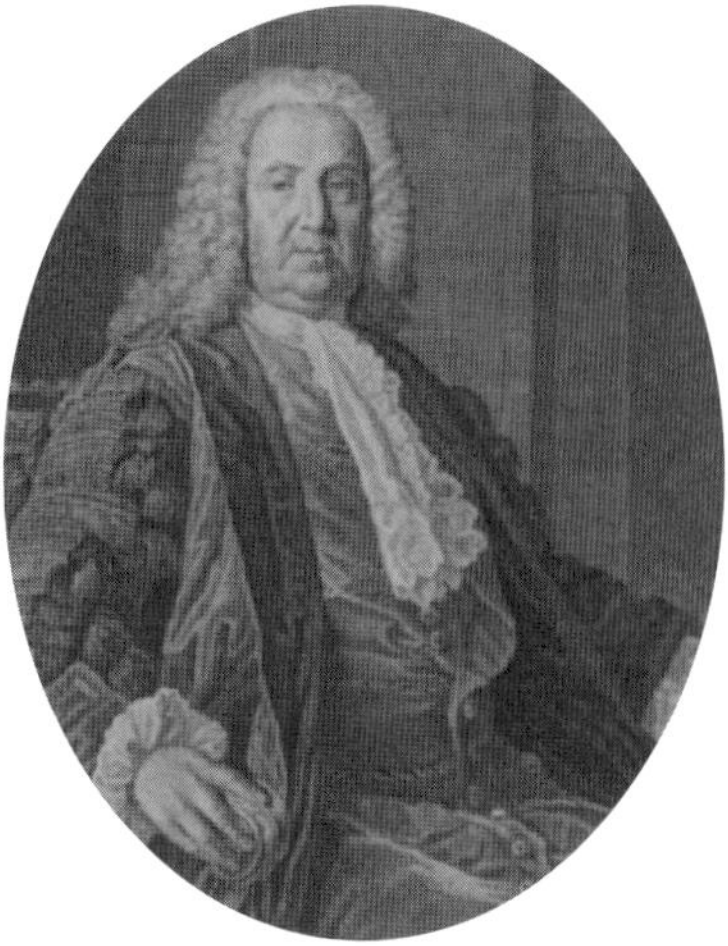

図 8　リチャード・ミード
彼はセント・トーマス病院の内科医として 1703 年から 1714 年まで勤め、内科医師界の重鎮として、当時の最もすぐれた医師であった。

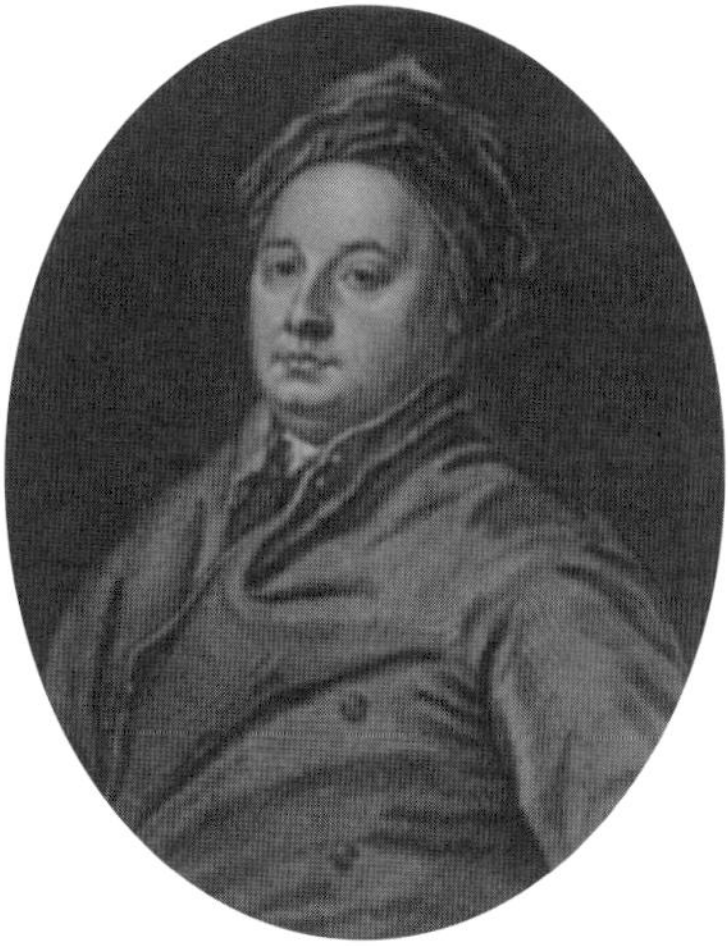

図 9　ウィリアム・チズルデン
彼はセント・トーマス病院でいちばんすぐれた外科医と認められていた。彼が外科手術を行うときは、いつも絹のターバンをつけていた。

確認すること。

第四条（再入院は許されないこと）

当番の入院係が一度退院させた者は、次番の入院係はこれを再入院させてはならない。ただし、治療可能の病状が新しく認められた者、もしくは別の新しい疾患に罹患せる場合はこのかぎりではない。一度退院した者が再入院を希望する場合は、労務員監督は新しい入院係がその事情を常に把握しているよう、とくに注意すること。

第五条（不治の患者は入院させないこと）

内科医および外科医の意見により不治とされた者は入院させないこと。

第六条（チップはいけない）

貧困者は入院に際して、名刺やお菓子代わりとして金品を差し出してはいけない。これを要求し、あるいは受け取った者は追放の罰に処せられる。

第七条（貧困者の手当て）

外科医は、通告節★[37]よりマイケル祭★[38]までは正九時に、マイケル祭より通告節までは正一〇時に、患者の手当てを始めること（現在われわれが英国夏時間としていっているものの先駆としての意味をもつ）。内科医、外科医、薬剤師は、理事が入院を許可した貧困者の治療に対し、いかなる金銭も報酬もとってはならない。

第八条（内科医および外科医は毎土曜日に会合して処方をすること）

内科医および外科医は、毎土曜日一一時に病院に集まり、いっしょにすべての病室をまわり、患者を診察すること。そしてその場で、だれの患者が異常があるか、重態であるか、また内科的患者であるか外科的患者であるかなどについて協議し、互いに相談し合うこと。そして医師全体あるいはその大多数の者が適当と考える意見にしたがって投薬を処方し、手術を指示すること。

第九条（外科医の見習い）

本院においては、少なくとも七年間外科において見習いを勤めた者の他は、なんびとといえども、外科医にかわって、もしくはそのもとで処置を行ってはならない。ただし、一七〇二年三月一七日において決められた命令により、理事会もしくは臨時会計長によって認められた若い外科医はこのかぎりではない。

第一〇条（外科医の助手）

外科医は、脳瘍や瘻孔の拡張・切開等、いかなる手術もこれを助手に許してはいけない。ただし、これらの助手の指導者が同席して指導する場合はこのかぎりではない。また、死体の開腹、解剖、四肢関節の離解を行うには、会計長不在の場合は労務員監督の許可を得なければならない。

第一一条（理事は困窮者および食糧を調査すること）

当番の入院係たる理事は、必要があれば困窮している入院者を検査し、事態の処理具合を観察し、またすべての食糧を検査すること。

第一二条（外科医は、特殊な手術については互いに知らせ合うこと）

外科医はすべて、大手術または特殊な手術を行おうとするときは、他の外科医が同席し得るよう、手術時刻を彼らに通知しておくこと。

第一三条（牧師の訪問義務）

牧師あるいは病院僧は、必要があれば本院の患者および障害者をしばしば、かつ念入りに訪問し、彼らを諭したり慰めたりすること。

第一四条（患者は礼拝堂に行くこと）

患者は安息日などには、礼拝堂における神の礼拝に欠かさず出席すること。理由なくしてこれを怠った場合は、一回目は罰として一日分の配給を停止する。重ねてこの掟を破った場合は、会計長あるいは労務員監督の裁定により処罰する。礼拝堂での礼拝を告げる鐘が鳴ったら、労務員監督は男の患者に、看護婦長は女の患者に、時間に遅れないで礼拝に出席するよう注意すること。平時は常に礼拝堂の扉は鍵をかけておくこと。

第一五条（労務員監督は兵士の金を勘定すること）

本院に入院中の兵士ならびにその他の患者のため、あるいはここで埋葬のために支払われるべき金銭はすべて労務員監督がこれを集め、毎月報告すること。

第一六条（神の禁句を言ってはならないこと）

患者は禁句を言ったり、いたずらに神の名を口にしてはいけない。また互いに罵ったり、悪言を言ってはならない。ぶったり、なぐったりしてもいけない。また食物、衣服、その他の物品を他から盗んではならない。また、飲みすぎ、自制のない生活、無遠慮な言行によってみずからをはずかしめるようなことをしてはならない。違反した者は追放の罰に処する。食事の前後、起床時、就寝時には、患者は神のお恵みにすがり、神への感謝を捧げること。また適当な者が、日曜日は礼拝机で、また金曜日の朝は各病室で、患者の守るべき規則と命令を読みあげるよう指名されること。

第一七条（男子は女子病室へ、女子は男子病室へ入ってはならないこと）

許可なくして男子は女子病室へ、女子は男子病室へ入ってはならない。違反すれば追放する。

第一八条（看護婦長の義務）

看護婦長は、看護婦がその義務を忠実に尽くすよう、また会計長もしくはそのものが不在のときは労務員監督の許可なくして病院外に宿泊せぬよう、あるいはその職場を離れることのないように気をつけること。

第一九条（火を持ち運ぶことについて）

なんびとといえども、ある場所から他の場所へ、木製容器もしくは火災を起こす危険のある容器で火を持ち運んではならない。

第二〇条（なんびとも遅くまで起きていてはならないこと）

患者は冬は夜八時以降、夏は夜九時以降はその病室で起きていてはならない。労務員監督の許可なくして、これに違反すれば追放する。

第二一条（患者は許可なく院外にいてはならないこと）

患者は労務員監督の特別の許可なくして、冬は夜七時以降、夏は夜八時以降は院外にいてはならない。違反すれば追放する。

患者の規準食については、再検討されて次のような段階規準が承認された。

完全規準食

朝食―週に四日は牛乳粥、三日は水粥。

昼食―週に五日は獣肉二分の一ポンド。二日はバター四オンスかチーズ六オンス。

夕食―薄いスープ一パイント[★39]。

パン―一日に一四オンス。

ビール―冬は一クォート[★39]、夏は三パイント。

並あるいは低規準食

朝食―完全規準食に同じ。

昼食―週に五日は羊肉か仔牛の肉六オンス、二日はチーズ六オンスかバター四オンス。

夕食―朝食と同じ。

パン―一日に一二オンス。ビール一パイント。

流動食

朝食―完全規準食に同じ。

昼食―週に四日はライスミルク一パイント、三日はプディング八オンス。

夕食―他の規準食と同じ。冬は水割り牛乳（牛乳三分の二）一クォート。夏は三パイント。パン毎日一二オンス。

乾燥食

朝食―チーズかバター二オンス。

昼食―完全規準食と同じ。

夕食―朝食と同じ。一日にビスケット五個か、パン一四オンスとビール一クォート。

熱病食

大麦水、水煮粥、パナド（水で煮たパン）、薄いスープ、牛乳粥、米粥、香樹茶またはサルビア茶。

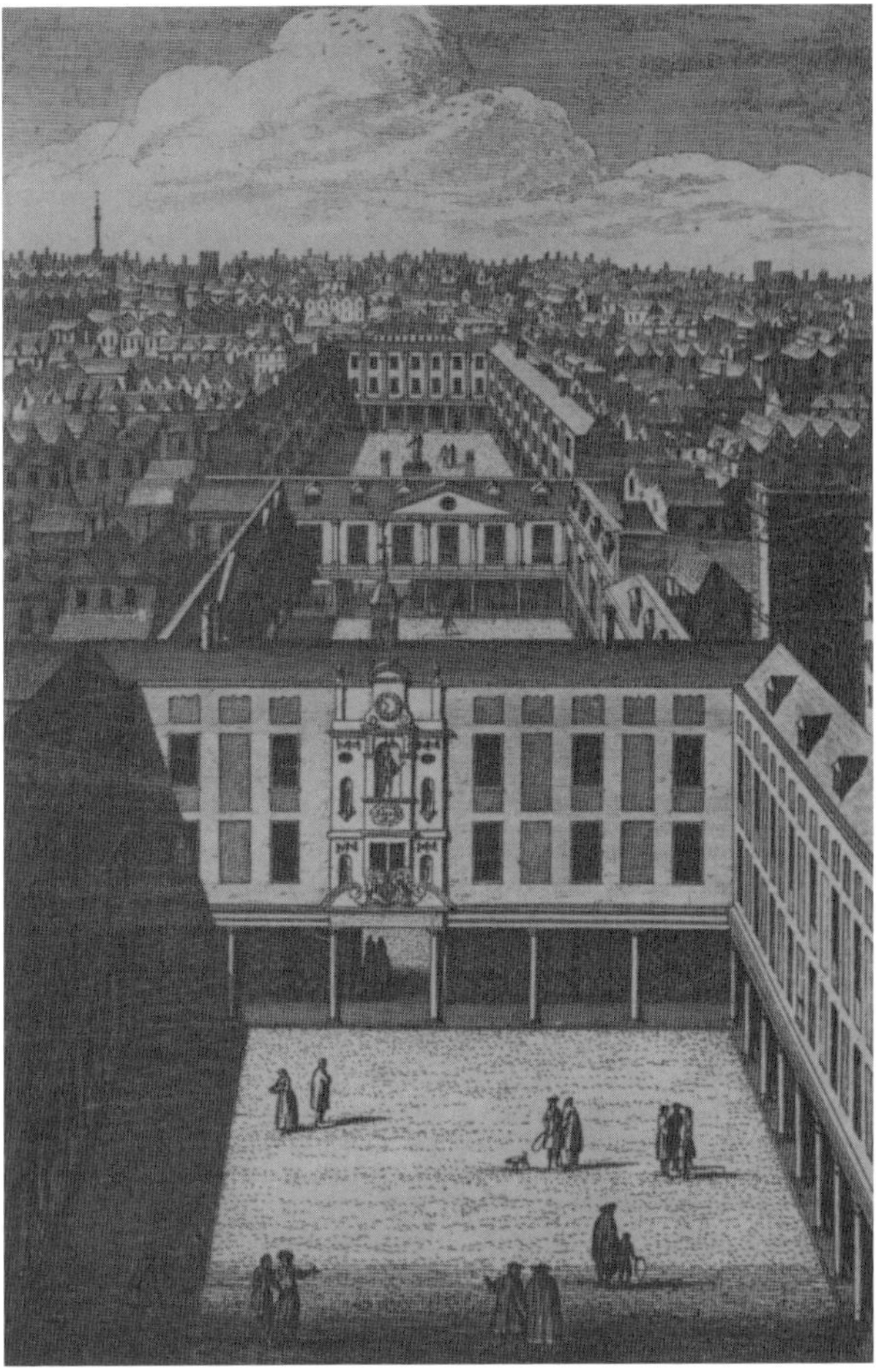

1758 年における病院の 4 つの新しい中庭。
建物正面の装飾は、エドワード六世の像と 4 個の屋窓。
多くの窓は、1696 年の窓税制定後に設けられた。

# 6 教育病院の発展

一八〇〇年までは約四五〇人の入院患者がいたが、その食事は肉と各種の穀物で、それに牛乳、バター、チーズ、ビールがついていた。なお、一九世紀のはじめまで、患者は生野菜をまったく食べなかった。その頃、馬鈴薯が規準食に加えられたが、人気がなかったのと、パンのほうが好まれたために中止された。病院における改善の一つは、灯油ランプがろうそくにとってかわったことである。ガスはもちろんまだ開発されていなかった。入院受付日はやはり火曜日で、その日に週番の内科医と外科医が最も急を要する患者を選んで入院させ、他の者には外来診察券を与えた。土曜日になると内科医と外科医がいっしょに全病室をまわり、むずかしい症例の検討をした。彼らは全員が各病室をまわらなければならなかった。というのは、当時は内科・外科の患者が分けられていなかったからである。このために、医師たちについて歩いた医学生たちの間に「病院を歩く（walking the hospital)」という語が有名になった。

こうした毎週の患者訪問は、診察も行われたので、当時手頃な内科・外科の教科書もなく、読むものといえば自分たちのとった講義ノートに頼るしかなかった学生たちにとっては、最も貴重なものであったにちがいない。自由回診は火曜日に行われたのみであるが、これは学生たちにとってまことに都合の悪いことであって、彼らはそのために毎週二人以上の内科医か外科医の診察をみることを妨げられた。

しかしながら学生たちは、五年間の見習いで学んだことに最後の仕上げをするのみであった。そして彼らがロンドンで過ごした六～一八カ月間は、田舎の医師・病院ではたまにしかみることのできない非常に重篤なけがや疾患の、最も新しい近代的な治療法をみる機会を彼らに与えた。才能のある若者にとって、セント・トーマス医科大学の学修課程は、得るところが最も多かったにちがいない。この課程に対して医学生は年五〇ポンドを支払っていたが、これは今日（一九四七年当時）では少なくとも二五〇ポンドに相当する額である。セント・トーマス病院の記録によると、当時シスターは年三二ポンド、看護婦は二〇ポンド、または不潔病室勤務のシスターは四五ポンド、看護婦は二二ポンドの給与をもらっていた。

ここで寸劇を一つ紹介しなければならない。詩人キーツ[★40]はセント・トーマス病院で医学を学んでいた。彼のノートは今日、ハムステッド公立図書館に保存されている。場面は一八一六年のセント・トーマス通りの獣脂ろうそく屋の一室。キーツは窓枠に腰を掛け、彼と同宿のヘンリー・スティーブンス[★41]はその日の医学のノートを勉強している。

若い詩人は言った。「僕は新しい一句をものしたぞ。うるわしきものは常に喜びなり。」

彼はスティーブンスのほうを見る。「君はどう思うかね。」

「真実の響きはあるがね。しかし何かもの足りぬところがある」と言って、スティーブンスはノートを読み続ける。

沈黙、それから――キーツ「うるわしきものは永遠に喜びなり。[★42]」

こうして、汚くむさくるしいサザークのセント・トーマス通りで、英国詩のうちで最もよく引用される詩の一節が生まれたのである。スティーブンスもまた落第医者であったといえるであろう。彼は、インクで新しい文章を発明するために医学を放棄した。それから幾年ものちに、セント・トーマス病院のもう一人の落第医者、サマセット・モーム[★43]が、医学よりもインクのほうが実りの多いことを悟った。

一八世紀末には、教育のある者はすべて天然痘に対する安全策として種痘をすませていたが、まことに奇異なことには一八〇六年までの病院の記録には、種痘に関する記事がない。照明用のガスは、一八一六年頃までは病院に導入されていなかった。

話は変わって、解剖学の研究は全盛をきわめていた。――その大きな理由は、解剖学講師サー・アストリー・クーパー（図10）が、彼しか知らない方法で、解剖用の死体を正当な値段を払っていつも入手できるように講じていたからである。当時は、しばしば死体一体につき二〇ポンドも要求する「死体発掘屋」が横行した時代で、もしもどこかの医科大学で彼らをおどしたり値切ったりしようものなら、彼らは、学生たちが他校へ流れていかざるを得なくなるまで、その学校への死体供給を止めることができた。下賤な商売にかけては最も悪がしこい、ならず者のマーフィーとクローチの二人はこの組合の長であったが、彼らのサー・アストリー・クーパーに対する尊敬は非常なもので、それゆえにセント・トーマス病院に対

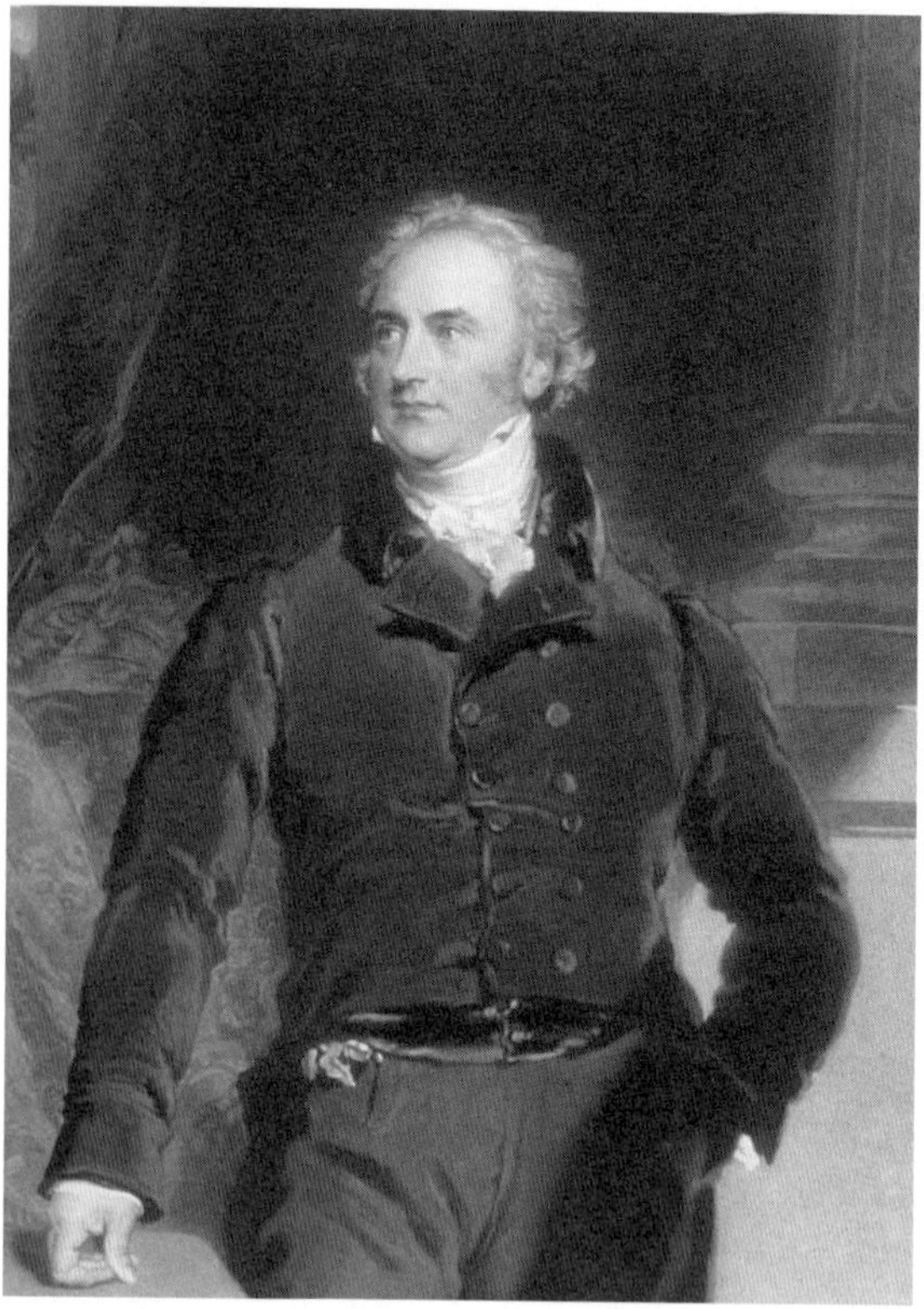

図 10　サー・アストリー・クーパー
サー・アストリー・クーパーが解剖学校の講師に就任してから、
学校は全盛の域に達した。
彼は大変魅力的な人物であり、また彼の解剖学の知識は、
だれをも寄せつけない能力をもっていた。

しては一体の値段が四ギニーを超えることはなかったといわれている。

一八一三年、理事会は病人の世話に対するのと同様に、医学教育に対してもその責任を完全に悟り、医学教育だけを目的とした部門を建設するために、病院の金を三〇〇〇ポンド流用する決議を明らかにした。この建物は、病院の他の部門から完全に独立していた。

当時セント・トーマス病院とガイ病院の学生たちは、両病院で行われる手術を見学する特権をもっていた。そして部外者が小さな手術室に入るのを防ぐために、姉妹病院の学生はその身分を明らかにする証明書を支給されていた。しかし、この証明書をみせる習慣はいつの間にかなくなっていたにもかかわらず、一八二五年のある晴れた日に、セント・トーマス病院は証明書を持った学生以外の入室を許可しないと決定したため、セント・トーマス病院の手術室に大騒ぎを引き起こした。

警官が呼ばれ、六人の医学生が検挙された。こうしてセント・トーマス病院とガイ病院の最後の絆はぷっつりと断ち切られた。このことはまた、セント・トーマス医科大学にかなりの衰退をもたらした。退屈で、つまらぬ講義は出席者の減少を招き、学生数は哀れにも三四人にまで減ってしまった。

一八三八年、「慈善委員」の報告が出版され、そのほとんど一〇〇頁にわたって、セント・

トーマス病院が扱われている。常勤の内科医はそれぞれ年四〇ポンドを病院からもらい、さらに自分の行った講義に対し学校から講義料をもらっていた。学生のおさめる講義料は一〇年間に年平均一九九ポンドになった。常勤の外科医はもっともらっていた。それは、学生の講義料が年平均二四八ポンドになったからである。委員たちは見習い医師については配慮しなかったようである。彼らには各自、総計五〇〇ギニーを支払っていた。

患者に関しては、一八三六年に三六人が不良行為のために退院させられたことが報告されている。大多数が男子不潔病室の患者である。また当時の看護婦長が、古い看護婦昇進制度のもとでできる限界以上に、よりよいシスターの地位を得ようと努力していたことが報告されている。看護婦の任務は、責任が重くて愉快なものではなく、給与は安く、それに頻繁な交替をしなければならなかった。病院僧は毎朝九時半に礼拝堂で祈祷書を読み、日曜日の午後は夕べのお勤めと説教をした。彼は毎朝病室を見まわった。ローマ・カトリックとユダヤ教の聖職者は要請があれば出席を許されたが、非国教派の牧師は、「患者を興奮させる」という理由で除外された。

手術日には三人の外科医全員が出席した。内科医と外科医が午後一時に回診に行き、それはおよそ一時間半で終わった。薬剤師は毎朝一〇時半に病室をまわって内科患者に処方をし、必要とあれば外科の患者にも処方をした。それは外科手術を必要とする場合を除いて、また住み込み医が行っていた。病理学は盛んになりつつあったが（一八三六年には一四七体の剖検が行われた）、年八回ないし一〇回集会した講師たちの議事録は非常につまらない読みものである。その集会の半数以上の場合に、不平、非難、辞職のおどしが演じられた。彼らは不満を自分の胸中におさめておこうとする自制心すらもたず、学生に向かって相手を誹謗することも一度ならずあった。

一八四七年一〇月一日、居住用の「大学寮」が建設された。寝室と居室はディーン街の四、五、六番地にできるはずであった。入寮金二ギニーが要求され、前払いの週三〇シリングで、寝室一室と、居室は二人で一室、それに午前八時の朝食、一二時から午後一時までの昼食、午後五時のお茶、午後八時から九時までの夕食がついていた。学生は夜半までに帰寮しなければならず、その時間までに来客はすべて帰らなければならなかった。しかし次の四年間に部屋を借りたのはわずか二一人だけであったようである。おそらく料金が高すぎたのと、学生数があまりにも少なすぎたために、うまくいかなかったものと思われる。

一八四四年一二月、病院の最初の王族理事としてプリンス・アルバート（ヴィクトリア女王の王配殿下）が任命された。はじめの頃、君主たちは「このわがセント・トーマス病院」などと言っていたが、それまでなんらかの形で病院に援助を与えてくれたのは、エドワード六世ただ一人であった。そこで院長、会計、二人の理事、書記からなる代表団が、一八四五年一月八日にウィンザー城におもむき、慣例の緑の杖をプリンスに贈った。プリンス・アルバートは理事に就任して、一八四五年六月二六日にセント・トーマス病院において卒業生に褒賞を授けた。

一八四七年八月、はじめて病院専属外科医が任命された。候補者は王立外科大学会員(Member of the Royal College of Surgeons; M.R.C.S.)で、薬剤師会免許(Licentiate of the Society of Apothecaries; L.S.A.)の資格をもっていなければならなかった。そしてセント・トーマス病院の卒業生が優先された。そのなかの二人は、住み込みの外科医助手にとってかわった。現在は外科医助手の住み込みは廃止されている。

一八四七年、ハンガーフォード・ブリッジからチャーリング・クロスまでの鉄道の延長が計画され、鉄道の通る場所をセント・トーマス病院が占めていることが明らかになって、事態が非常に憂慮されるにいたった。

当時、立ち退き要求を予想して、その不安は非常なものとなり、そのような大災難はセント・トーマス病院の弔鐘となるであろうと信ずる者もあった。チャーリング・クロス鉄道の計画が立法化され、病院が二九万六〇〇〇ポンドで強制買収されたとき、なんと多くの幸運がこの悲劇の仮面の裏に隠されていたのかを、だれも予見することはできなかった。

現在の場所が十万ポンドで買い上げられるにいたるまでには、いろいろな用地が検討された。しかし、新病院が整うまで、最小限度の患者のために一時的に仮り住まいをみつけなければならなかった。まことにおかしなことではあるが、最適地は、キリンの家とかライオンの家とかライオンの檻とか、東屋《あずまや》や音楽堂のあるサリー公園であった。音楽堂は三階に分かれていて、二〇〇床を収容した。キリンの家はコレラ病室に使用された。東屋は化学検査室となり、象の家は剖検室[★44]に変わった（図11）。

その間にクリミア戦争が起こり、フロレンス・ナイチンゲール[原著注☆1]の名が知れわたっていた。

☆1 一八五六年のパリ条約締結直後、クリミア戦争に従軍した陸海軍将校の間で昼食会が催された。食後、各客人に、後世最も長く人の記憶に残ると思われるはたらきをした人の名前を記されたいとの提案がなされた。それらの紙片をよくみると、どれにも同じ名前が書かれていた。すなわち、フロレンス・ナイチンゲールと。

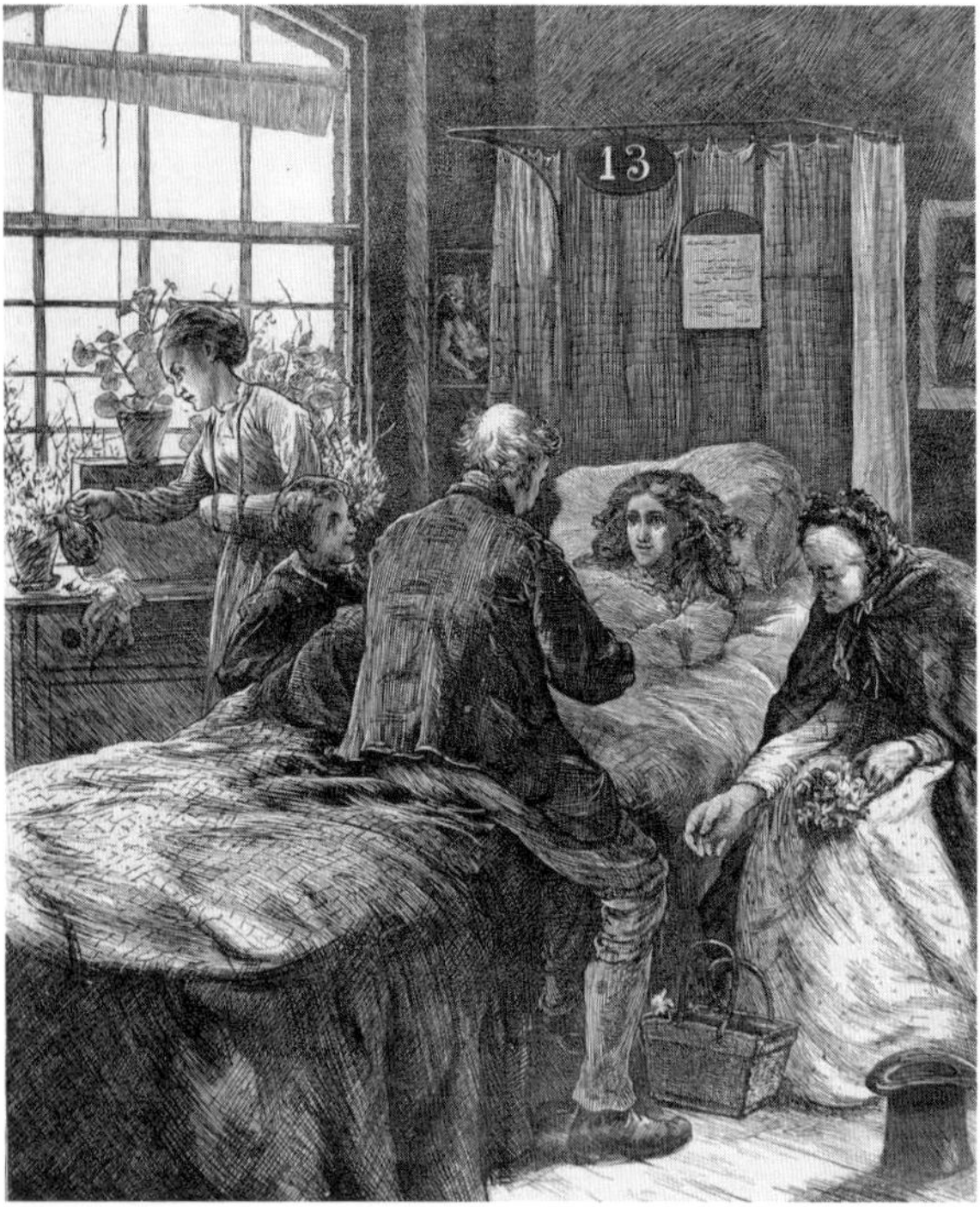


図 11　セント・トーマス病院（仮病舎）での面会の様子
セント・トーマス病院がサザークからランベスへ移転する間、
仮病舎としてサリー公園内の「動物の家」があてられた。

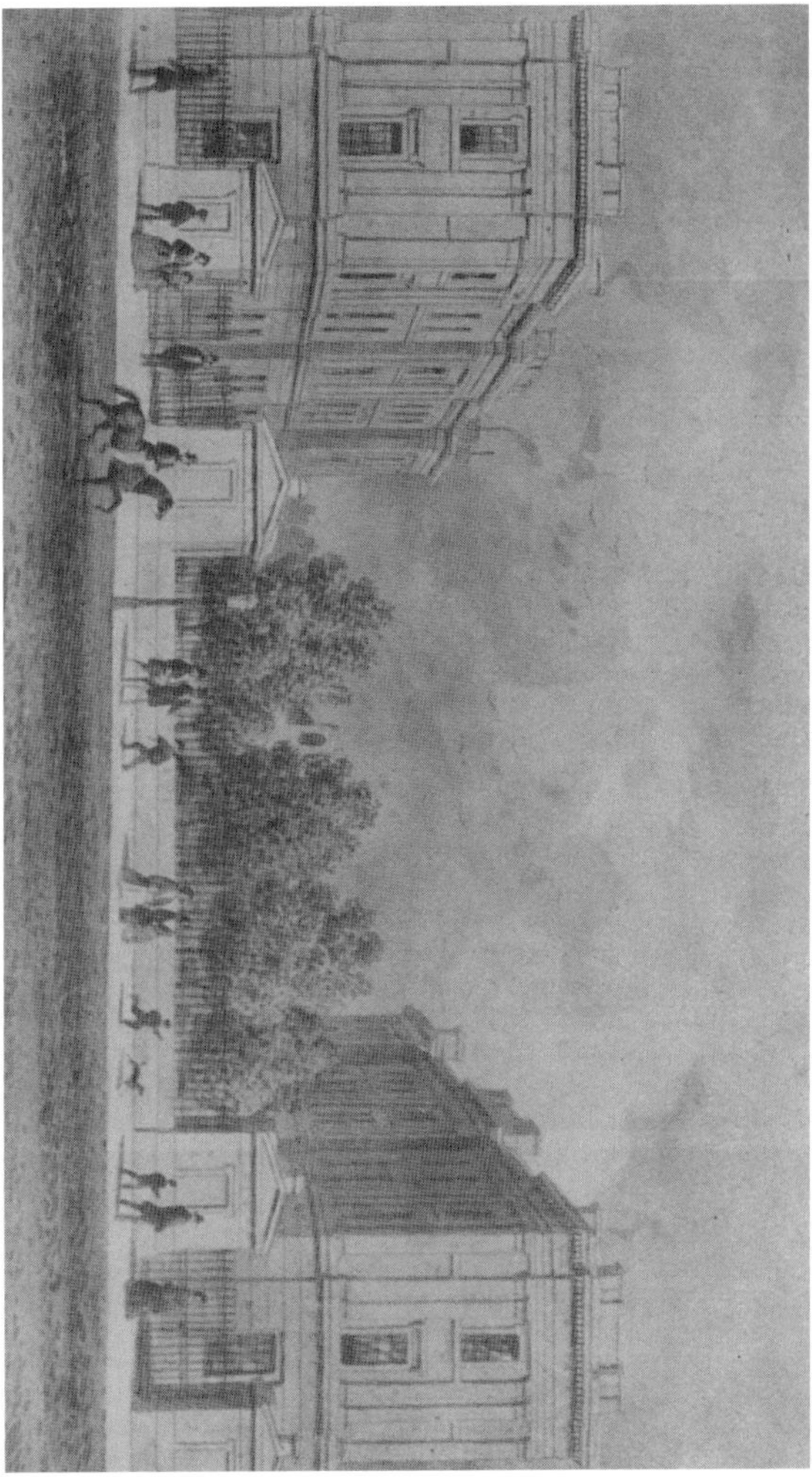

1842年に完成したサザークの病院の新しい表正面。

# 7

# ナイチンゲール嬢の夢

一九世紀において、人類の苦しみを救うために他のだれよりも貢献した人物が三人いた。クロロホルムを開発したシンプソン、無菌手術を考案したリスター、そして近代看護法の創始者フロレンス・ナイチンゲールである（図12）。しかし麻酔剤や消毒剤の使用が開発されなかったとしても、看護法の発展の価値ははかりしれないものがあったであろう。

女性による看護は、キリスト教と同じ古い歴史がある。宗教団体は、幾世紀もの間、教養のある婦人を病院に送り込んだ。「シスター」（修道女）という名前そのものが、その歴史的

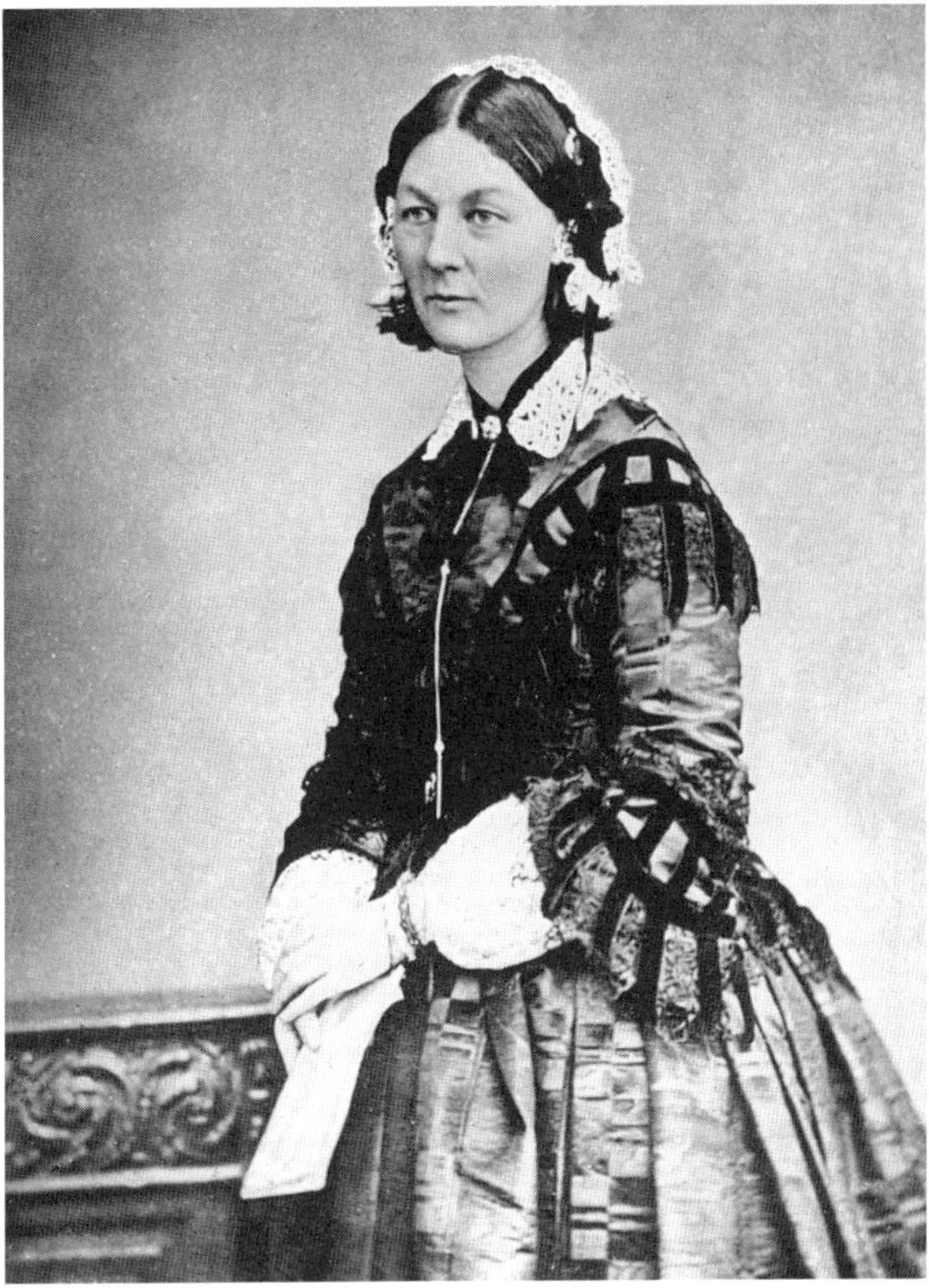

図 12　フロレンス・ナイチンゲール
フロレンス・ナイチンゲールの熱心で革命的な構想が、
現代看護法の伝統を確立した。
それはセント・トーマス病院ナイチンゲール看護婦養成学校に
芽ばえたものである。

に宗教的な起原を想起させる。だからナイチンゲールが英国人であったということを除いては、従軍看護婦としての彼女の奉仕にはなんら新しいものはなかった。他の国では、すでにシスターは従軍していたが、英国では、身分のある淑女が看護に従事するなどというようなことは、それがどんな種類のものであれ、動かしがたい反対にあった。世論は、彼女たちが危険や誘惑にさらされるとは思わなかったにしても、少なくとも好ましくない状態におかれるだろうと思っていた。

幾年もあとになってナイチンゲールは、看護婦になろうとした若き日の希望を語ったとき、(そのときの周囲の危惧と反対に言及して)「私があたかも台所女中にでもなりたいと思ったかのようでした」と思い出を話した。

病院の業務ではたいていの場合、仕事の性質上おとなしい女性は看護婦としては不向きであるという考えが、一般に行きわたっていた。一九世紀の半ば頃でさえ、ある医師はこう言っている。「信頼のおける人はこのような不愉快な仕事を引き受けようとしないので、品のない看護婦を病院はいつも雇い入れるのである。彼女らが果たさねばならぬ仕事は最も不愉快なもので、多くの看護婦が刺激を求めて酒を飲むのも驚くにあたらない。」彼女らのふつうの給与は年一四〜一六ポンドであった。そのうえ制服もなく、自分の食料を(自分で買い求めて)

調理し、病室の台所か洗い場で食べていた。たいていの看護婦が粗野で、いうことをきかず、教育もなかった。高い能力は期待されず、教育は組織化されていなかった。看護は、品性のよい婦人をひきつけることのない、いやしい職業と一般にみなされていた。彼女らは病室で知識を自然に覚えていかなければならなかった。当時のタイムズ紙は、こう書いている。

「貧しい女が二、三人の子どもをかかえてやもめになる。彼女はどうしたらよいか。針仕事では飢え死にする。女中仕事には向いていない。日雇い仕事をさせてくれそうな知り合いもない。洗濯物の仕上げをするしわ伸ばしロールを買う金もない。そこで彼女は、牧師の推薦で病院の看護婦に雇われるのである。」

富裕なダービシャーの地主であったフロレンス・ナイチンゲールの父、ウィリアム・ナイチンゲールが、あらゆる手段を尽くして娘に看護婦になるのを思いとどまらせようとしたのも驚くにはあたらない。氏は、娘がまるで好ましくない求婚者から引き離さなければならない浮気娘ででもあるかのように、彼女を外国へ送り出した。しかし彼女は、外国へ行くたびにますます看護というものに愛着を感ずるようになった。はじめにドイツのカイゼルスヴェルト学園で、次はパリの慈善修道女会に属した神慮院[45]で、フロレンス・ナイチンゲールは臨床看護の真の知識を身につけはじめた。クリミア戦争が勃発したとき、彼女は三四歳であったが、現地の陸軍病院の悲惨な状況を暴露したタイムズ紙の従軍記者ラッセル[46]の有名な至急電報に大きな感銘を受けた。彼女はすぐさま、陸軍省の友人に手紙を書いて奉仕を申し出た。ところがすでに、以前から彼女を見知っていたシドニー・ハーバート[47]が、彼女に現地に行ってもらえないかという懇請の手紙を出していた。両方の手紙が行きちがいになったのである。そして彼女は、数日のうちに三八人の看護婦とシスターの一行と共にスクタリ[48]に向かって出発した。一行のなかにセント・トーマス病院のロバーツ夫人がいたが、ナイチンゲールは彼女を「金の重みの価値ある人」と手紙に書いている。これに反してある人たちについては、「自分のことさえ世話のできない人たち」と書いている。

　クリミア戦争におけるナイチンゲールのめざましいはたらきについては、ここにくり返して述べるまでもない。彼女のすばらしい活躍の結果、国民は感謝の念を込めて、彼女の管理する基金として五万ポンドを贈ったということを述べれば十分であろう。

　一般市民および陸軍の看護の向上に関して、彼女はその観察と見解を発表したために、国内各地の病院の幹部たちと親しく交際するようになっていた。その一人にホイットフィールドがいた。彼は、セント・トーマス病院がサザークからアルバート・エンバンクメントへ強制移転した頃、その病院の住み込み医師であった。ナイチンゲールは、苦境にあったホイットフィールドの申し出を受けて、全力をあげてこの移転問題に取り組んだ。ホイットフィールドははじめから、病院の全用地を鉄道会社に買ってもらうか、さもなければ絶対に買収に応じないという考えであった。全用地を買い上げられることになれば、病院はもっと健康によい土地に、よりよい計画で再建できるからである。ナイチンゲールは彼の意見に全面的に賛成し、特別にプリンス・アルバートに懇請の手紙を書いた。その結果、理事会は彼女の提案どおりに処置することを決定した。

セント・トーマス病院がサザークから移転して、最新の病院を建設する必要が生じたのと時を同じくして、ナイチンゲールが五万ポンドのナイチンゲール基金を自由にすることができるようになったことは、まことに幸運な一致であった。さらにセント・トーマス病院にとって幸運だったのは、一八五四年、看護婦遠征隊がクリミア戦争に送られたとき、彼女がウォードローパー夫人と相識ったことである。ウォードローパー夫人はナイチンゲールの意に適った女性で、彼女の仕事に献身した。ナイチンゲール自身、彼女について次のように書いているほどである。

「前向きで誠実、心の曲がったところがなく、かつ決断力に富む。……彼女には、利己的なところが少しもない。彼女が手がけた仕事には彼女の全身全霊、彼女の全生命と強さが込められている。彼女の人格の力は非常なものである。彼女の言葉は法律であった。彼女は真の淑女であり、下品でいやしいところはみじんもなかった。」

ウォードローパー夫人およびホイットフィールドと協議した結果、ナイチンゲールは、ナイチンゲール看護婦養成学校設立のための歴史的な計画を立てた。意見が一致した根底には、セント・トーマス病院が養成能力を備えている点と、ナイチンゲール基金が経費と看護婦の給与とを支払う能力がある点とがあった。一八六〇年五月、入学志願者を募集する広告が一般新聞に掲載された。それから二カ月も経たないうちに、一五人の見習生が一年の養成教育を受けるために入学を許された。それは地味な学校であったが、将来に対する非常に深い配慮のもとに計画されたものだった。この配慮のもとに現代看護の実践的な技術を確立すべき運命を担った計画がついに船出をしたのであった。ナイチンゲール基金審議会の第一回報告という珍しいコピーによれば、見習生の入学許可および養成教育に関して次の規則が定められている。

一　ナイチンゲール基金審議会は、病院看護婦として働くことを希望する婦人に対し、一年の養成教育をするために、セント・トーマス病院当局と協定を結んだ。

二　この養成教育の課程を受けることを希望する婦人は、セント・トーマス病院看護婦長ウォードローパー夫人に申し込むこと。彼女の選考に通れば見習生として病院に受け入れられる。見習生として望ましい年齢は二五〜三〇歳である。年齢証明書と人物保証書を、ウォードローパー夫人の示す書式にしたがって提出すること。今までのかかりつけの医師の氏名と住所もまたしかり。

三　見習生は看護婦長の指揮のもとにおかれ、病院の規則に従うものとする。

四　見習生はナイチンゲール基金の費用により、院内の個室宿舎、茶・砂糖を含む賄い、および洗濯を支給される。かつ若干の外衣を支給されるものとする。見習生は病室において看護助手として勤めること。

五　見習生はシスターおよび住み込み医の指示を受けること。見習生は、第一・四半期末に二ポンド、第二・四半期末に二ポンド一〇シリング、第三・四半期末に二ポンド一〇シリング、第四・四半期末に三ポンドを支給される。

六　一年の終わりに見習生の養成教育は完了したものとみなす。そして指定された地位で病院看護婦として勤務することが期待される。

七　見習生の氏名は登録される。登録簿にはその品行と能力に関して記録される。この登録簿は毎月末にナイチンゲール基金審議会に提出されるものとする。審議会が教育訓練課程を満足に終了したと認めた者は、一年の終わりに有資格看護婦として登録され、それにしたがって職を斡旋される。

八　見習生の奉仕期間は満一年とする。この一年間残ることをよく了解のうえ、入学を許可されるものである。しかし審議会の認める理由のある場合は、三カ月の予告のうえで退学が許される。非行があった場合、もしくは看護婦長が役にたたないとか、あるいは義務を怠ったと認めたときは、看護婦長はいつでも退学させることができる。養成期間中もしくはその終了時に能力が証明されれば、セント・トーマス病院に臨時看護婦として永久任用の資格が与えられる。審議会は、有資格看護婦はセント・トーマス病院においても他の病院においても、その職を得ることができるものと確信している。

九　養成教育終了後、引き続いて一年間満足に勤務した有資格看護婦全員に対し、その能力によってこれを二階級に分け、それぞれ五ポンドと三ポンドの賜金を与える。

はじめの一五人の見習生のうち、その年の課程中に三人が退学を命ぜられ、一人が病気で退学し、二人がセント・トーマス病院の臨時看護婦として任用された。この六人の欠員は追加見習生が補充されたが、そのうちの一人は退学を命ぜられた。二人の臨時看護婦を含む一三人が、その学年の課程を完了した。このうち四人が病院に受け入れられ、一人はストック・オン・ティーズの共立貧民院の看護婦に、一人はウォーリントンの共立貧民院に就職し、三人が各自の家庭に帰った。他の二人の就職については留保された。一一人が有資格看護婦として登録され、そのうち七人は一級、四人は二級であった。見習生の受けた養成課程はもっぱら実践的なものばかりで、彼女たちに期待される資質の細部は、次のメモにうかがうことができる。

あなたがたは、次のことを心がけなければならない。

酒に酔っていないこと。
正直であること。
うそを言わないこと。

信頼に値すること。
きちょうめんなこと。
もの静かで、かつ秩序正しいこと。
清潔で、かつ身なり正しいこと。

あなたがたは、次のことに熟達しなければならない。

一　水疱、熱傷、びらん、創傷の手当て、および罨法剤、パップ剤、小さな処置用材料の用い方。
二　外用、内用のヒルの用い方。
三　男女に浣腸をすること。
四　脱腸帯と子宮帯の器具の使用法。
五　体幹および四肢の最もよい摩擦法。
六　自由のきかない患者の扱い方。すなわち運動、衣服の着脱、清拭、食事、保温（保冷）、床ずれの予防と処置、体位保持など。
七　包帯の巻き方、包帯や巻軸帯をつくること、副木《シーネ》の内張の仕方など。

八　患者のベッドをつくること。患者がベッドに寝たまま、シーツを交換すること。
九　手術に付き添うこと。
一〇　病人用の粥、くず湯、卵酒、プディング、飲料等の料理ができること。
一一　昼夜を問わず、病室の空気を新鮮に保つよう、換気を心がけること。分泌物用、料理用等のあらゆる器具を非常に清潔に保つよう気をつけること。
一二　次の点について、患者をよく観察すること。すなわち分泌物、喀痰、脈拍、皮膚、食欲等の状態、せん妄か昏迷かなど意識の状態、呼吸、睡眠、傷の状態、発疹、膿の形成、食事または興奮剤の効果、および薬剤の効果。
一三　回復期患者の扱いを習得すること。

ナイチンゲールは、この計画の根本原則は二つあると述べた。すなわち「一つには、看護婦はとくにこの目的のために組織された病院において技術的訓練を受けなければならない。二つには、彼女らをその道徳的な生活と規律を形成するにふさわしい家に住まわさなければならない。」計画は注意深くこれら二つの目的に合うように立てられた。生徒たちは病室の看護助手を務め、またシスターや住み込み医から指導を受けた。そして医師団の他の人たち―

―バーネイ医師、ブリントン医師、ル・グロス・クラーク医師――が講義をした。

生徒たちの勉強がいかに真剣でなければならなかったか、また先輩たちがいかにきびしく彼女らの進歩を見守っていたか。それは、「各看護婦の品行と技能に関する月例報告書（表1）」というおそろしい報告書にみられる。この報告書はナイチンゲールが看護婦長に記入させるために作成したものである。倫理記録は、きちょうめんさ、もの静かさ、信頼できる度、身だしなみと清潔、病室管理の五項目に分けられていた。技術面の記録は一四項目に分けられ、そのなかのある項目には一〇～一二の小項目があった。『患者の観察』の項目は、とくに精細に分けられていた。個人的性格や技術習得の各項目を考慮して、看護婦についての記録は、優、良、中等度、不完全、零と記されるようになっていた。「試験官のお眼鏡にかなった」者は、その学年の課程の終わりに有資格看護婦として病院の登録簿に登録された。ナイチンゲールは彼女の新しい実験の教育面を強調した。いかなる公立学校、大学、その他の教育機関といえども、これほどに念の入った完全な評価方法をとったものはかつてなかった。「病院の内科および外科患者の注意の仕方について、見習生を教育するために」、ナイチンゲールの懇請によって住み込み医がただちに作成した「一般指針」も、同様に、完璧にして科学的なものであった。

**見習生の氏名**　　　　**シスター**
**病室**　　　　**日付**
**勤務の質**

| | | **備考** |
|---|---|---|
| きちょうめんさ | | |
| もの静かさ | | |
| 信頼できる度 | | |
| 身だしなみと清潔 | | |
| 病室管理 | | |
| | | |
| 手当て | | |
| 浣腸 | | |
| カテーテル | | |
| 自由のきかない患者 | | |
| 包帯法 | | |
| 包帯づくり | | |
| ベッドづくり | | |
| 手術介補 | | |
| 患者の術前処置 | | |
| 患者食の調理 | | |
| 病室の換気 | | |
| 器具の清潔 | | |
| 回復期患者の管理 | | |
| 患者の観察 | | |

表1　報告書様式

ナイチンゲールの第二の原則を守るためにも、同様な考慮が払われた。病院は学校であると同時に家庭でなければならなかった。セント・トーマス病院の新しい翼の二階は生徒の宿泊施設となった。すなわち各人別の寝室、共同の居室、および生徒担任のシスターの部屋を二室備えていた。生徒は、善良な人柄が証明されなければ入学を許可されなかった。彼女らの賄い、宿所、洗濯、制服は基金で用意された。彼女らは小遣いとして一〇ポンドを支給されていた。牧師が週二回彼女たちを訪問した。彼女らは看護婦長の直轄下におかれたが、その指導は（ナイチンゲールの性格描写から察せられるように）きびしかった。わずかな軽はずみな行動も懲戒を受け、嬌態が目立てば必ず最後の罰に見舞われた。ある見習生のことで看護婦長がナイチンゲールに次のように報告している。

「彼女の品行の正しさを疑う理由は少しもありませんが、にもかかわらず彼女の態度は好ましくありません。彼女は不愉快な目つきをします。年がいけばこの欠点は――不幸な欠点ですが――おそらくなくなるでしょう。」

ある医学生と毎日手紙をやりとりし、「親しくなった」ところをみつけられて、ある少女は退学を命ぜられた。看護婦は二人いっしょでなければ外出を許されなかった。「もちろん、私たちは曲がり角に来たとたんに別れましたわ」と、後日、彼女らの一人は述懐している。

見習生は養成教育を終えると、病院看護婦として勤務するか、公共施設で提供された地位に就かなければならなかった。私的な看護業務に就くことは考えられていなかった。これはナイチンゲールの計画の重要な点であった。彼女の最初からの抱負は、彼女の養成学校にならって、よそでも順々に養成教育が展開されるということであった。彼女は、やがては森となるような樫の実を播くことを願っていたのである。

今日では、すべての大病院がそれぞれ看護婦養成学校をもち、本章に記した基準以上の要求を追加する傾向にある。看護業務が高度に組織化された専門職となっている今日からみれば、現代的看護の創始者の仕事がいかに新しいものであったか、またいかに大胆なものであったかを理解することは多少困難であろう。ある旧派の無愛想な陸軍大佐がクリミア戦争でのナイチンゲールの実験のむずかしさを世人によくわかるように物語っているが、ちょうどそれと同じように、ある旧派の外科医が小冊子を書いている。それは、セント・トーマス病院における彼女の実験の斬新さを理解するために非常に貴重なものである。この外科医は医師としては最高の地位の人で、イングランド王立外科医師会の Hunterian Orator の称号をもち、英国の外科医学会の会長を二度務めたことがある。彼はまたセント・トーマス病院の上級外科医でもあった。ウォードローパー夫人が「どちらかといえば手きびしい批判」を予測したことを証明すると思われる事実はこうである。サウス医師はナイチンゲール基金の全構想および看護婦養成のためのどのような新しい対策の構想にもすべて、強く激しいまでに反対した。彼にとっては、「わが病院の看護制度が役にたたぬとか、また彼女らが特別の教育によって向上する見込みがあるなどとは、とんでもないこと」であった。彼はセント・トーマス病院の看護は立派なものと信じていた（確かに多くの点で立派であった）。彼は、ナイチンゲール基金の考えが、看護の一般水準を上げるということ、セント・トーマス病院から養成された看護婦を送り出し、その看護婦たちが順次、他の場所で他の看護婦たちを養成することにあるということを認めなかった。たとえこれを認めたとしても、おそらく彼は、そのようなことは余計なこととみなしたであろう。彼の見解は、世の中の現状維持をよしとする人のそれであった。

8

# 夢は実現した——ナイチンゲール看護婦たち

こうした各方面からの敵意にもかかわらず、セント・トーマス病院で養成された多くのナイチンゲール見習生たちは国内各地で重要な地位についた。四年間に二人がレィディ監督☆2に、四人が看護婦長に、一人が監督、一人がシスターになった。

一八六五年までは、他の病院からのセント・トーマス病院養成看護婦の求人が圧倒的に増

☆2　このような場合の Lady の語は、貴族の家庭の出身者であることを示す呼称。

えてきた。下記の各施設へ数カ月の間に有資格看護婦が供給された。すなわち、マンチェスター看護婦養成所、ドーセット州立病院、マーゲイトの王立施療病院、ケンブリッジのアデンブルック病院、スワンジー施療病院、カーディフ施療病院、ダービーのダービシャー総合施療病院。

しかしナイチンゲールの意図によって、セント・トーマス病院看護婦養成学校の審議会は、どの病院にも少人数ずつの看護婦を送り出すことを拒絶した。そのかわり、病室を受け持つ完全な看護陣を、できれば監督つきで供給することを実施しようと固執した。セント・トーマス病院養成看護婦の求人は英国内にとどまらなかった。ナイチンゲール看護婦養成学校出身の見習生一人が、スウェーデンのウプサラ病院の看護婦長に任命された。他の一人がニュー・サウス・ウェールズ[★49]のシドニー施療病院のレィディ監督になった。この病院はニュー・サウス・ウェールズ政庁を通じ、養成された監督のみでなく、そこで養成学校を設立することのできる幹部看護婦陣をも求めてきたのである。

本拠に近いところでは、アグネス・ジョーンズを長とする二つの看護婦派遣団がリバプール施療病院に送られた。ジョーンズはレィディ監督となり、短時日のうちに一〇〇〇人以上の患者が直接彼女の監督下におかれた。この頃にはすでに監督、看護婦長、シスターの需要が非常に大きくなっており、ナイチンゲール基金審議会は、次のような声明を出す必要を認めた。すなわち審議会は、「上級職」の資格を与える目的で、それにふさわしい入学志願者を募集することをさらに強調すべきことを希望すると。審議会はまた、ナイチンゲール看護婦養成学校はもっぱら看護婦養成学校であって、女子医学校ではないということも指摘しておかなければならなかった。

翌年（一八六六年）、ナイチンゲール基金審議会とセント・トーマス病院との間に新しい協定が結ばれて、病院は三八人の見習生を受け入れることを承諾した。他の病院とは同様な協定を結ばないという条件つきであった。これに備えるために、五六九床をもつ予定の新病院に「ナイチンゲール・ホーム（寮舎）」が計画された。新病院はいまだ完成せず、旧病院は取り壊されたままであったにもかかわらず、ナイチンゲールの学校がこの期間に非常な成功をおさめたのは、彼女の力によるところが大きかったからである。

ついに偉大な夜明けが来た。一八七一年六月二一日正午、ヴィクトリア女王が家族数人を従えてウィンザーから到着し、新病院の開院を宣言した。——女王が礎石を置いてから三年後のことであった（図13）。

患者は来はじめたが、非常にまれであった。古いサリー公園の仮病舎から移された患者は、

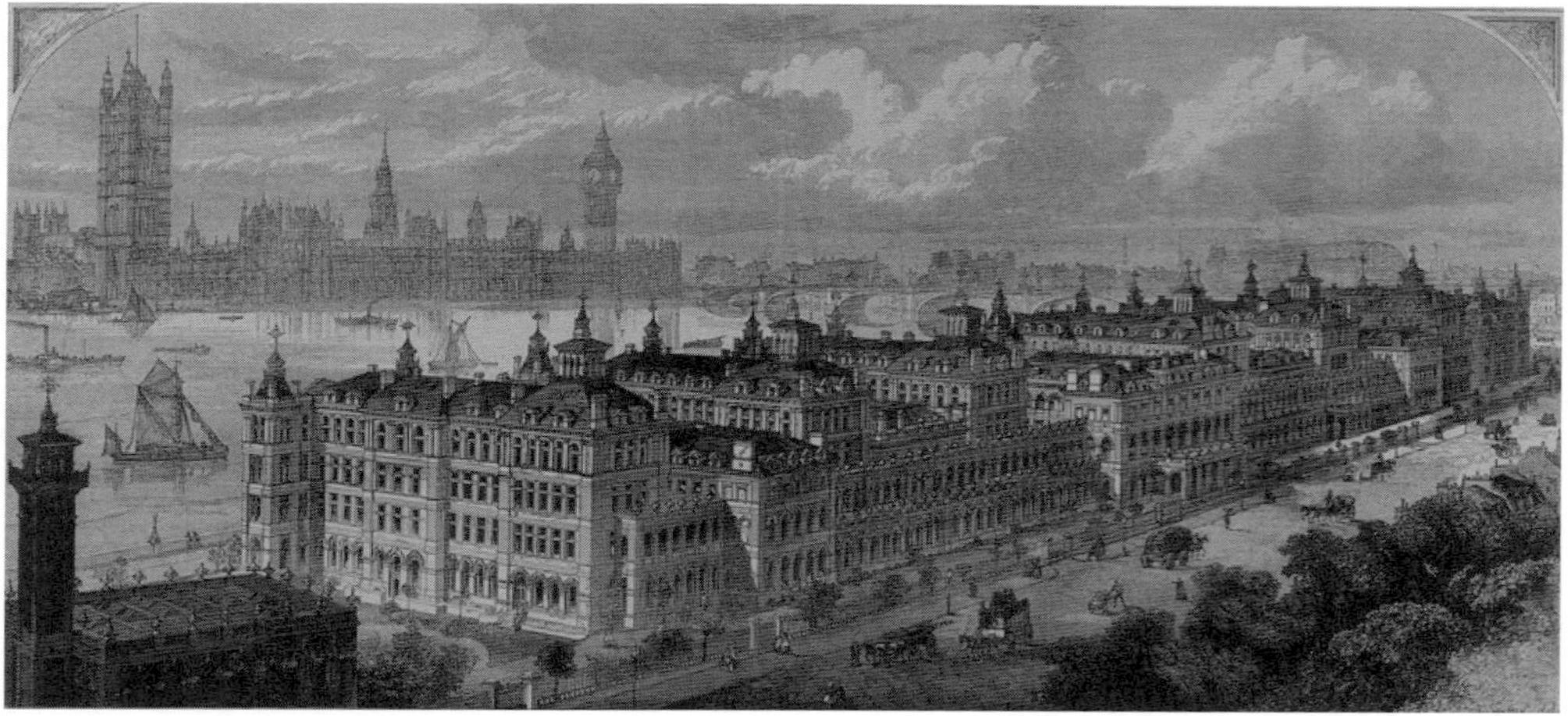

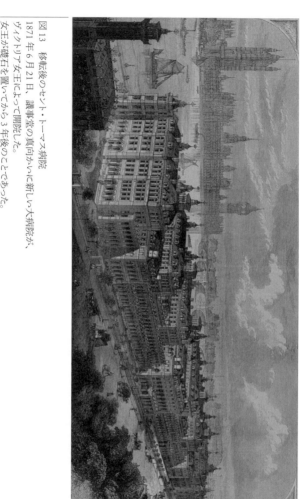

図 13　移転後のセント・トーマス病院
1871 年 6 月 21 日、議事堂の真向かいに新しい大病院が、
ヴィクトリア女王によって開院した。
女王が礎石を置いてから 3 年後のことであった。

わずか一〇人にすぎなかった。国会議事堂と向かい合ったこの新しい大病院は、新聞によって熱烈な言葉で歓迎されたが、ランベス★50地区の貧しい病人が自分たちのところへ新しい医者が来たとわかるまでには、まだしばらく時を要したのである。

新病院における看護業務は、優秀なナイチンゲール見習生全員を雇用したために著しく改善された。一四人が看護婦となり、六人がシスターになった。こうして、やがて病室は本格的に養成された婦人によって指揮されるようになったが、彼女らは絶えずナイチンゲール自身によってまったく申し分なく面倒をみてもらっていた。ナイチンゲールは見習生たちの技術面だけでなく、倫理面の教育をも担当した。彼女は、重要な地位に就いた者の幾人かが必ずしもその職務にふさわしくないことを、すでに見抜いていた。彼女らの技術的教育はしばしば、ナイチンゲールが求めている高い水準に達していなかった。ナイチンゲールはまた、倫理の水準が彼女の理想に達していないこと、看護業務がいまや聖職というよりはむしろ専門的職業とみなされてることを、しばしば感じるようになった。彼女は聖書研究会と讃美歌を歌うことを強調しはじめた。とくに心の気高い見習生を常に入学させようとして、彼女は高名な牧師スパージャンに会衆のなかから志願者を募ってほしいと頼みさえした。しかし看護の宗教面を強調したいと思ううちにも、ナイチンゲールは、自分の見習生のために、国内中のできるかぎり多くの確実で報酬のよい職を確保してやることの重要性を決して忘れてはいなかった。まもなく各地の病院、貧民院、施療病院が、監督をセント・トーマス病院ナイチンゲール看護婦養成学校に求めるようになった。要職の求人広告が出たときなど、ナイチンゲールはしばしばその声望を利用して、セント・トーマス病院の見習生を採用させた。

一八八二年までに、ナイチンゲール看護婦養成学校の出身者たちは、以下の施設の看護婦長あるいは監督看護婦の地位に就いていた。——カンバーランド施療病院（カーリッスル）、エディンバラ王立施療病院、ハンティントン州立病院、リーズ施療病院、リンカーン州立病院、リバプールでは王立施療病院の南部病院と貧民院、ネトレイの王立ヴィクトリア病院、プトネイの王立廃病院、ソールズベリー施療病院、シドニー総合病院（ニュー・サウス・ウェールズ）、メラボン施療病院、メトロポリタン看護婦協会、ナショナル看護婦協会、北ロンドン地区看護婦協会、パディントン協会、セント・メアリー病院、ウエストミンスター病院。

これらの多くの施設に多数の看護婦が、ある場合には全看護陣を構成して、ナイチンゲール看護婦養成学校から供給された。その結果、訓練された看護の組織的制度が、英国の病院に次第に浸透していった。「ナイチンゲール看護婦たち」はまた、多くの植民地やインド、スウェーデン、ドイツ、さらに米国においても看護婦長や監督になった。さらに他の病院や施設がナイチンゲールの指導を受けて養成学校を設立した。そのいくつかは彼女の生徒たちの監督を受けた。例えば、エディンバラ王立施療病院（プリングル指導）、メラボン施療病院（ヴィンセント指導）、セント・メアリー病院（ウィリアムス指導）、ウエストミンスター病院（パイン指導）である。

これらの学校は順次、他の施設へレイディ監督、看護婦長、看護婦を送り出した。こうしてナイチンゲールがクリミア戦争から帰還後に動かしはじめたこの水の流れは、永久に広がりゆく水の渦の輪となって広がっていったのである。彼女は見習生への演説で、次のように言っている（一八八四年）。

「おかげで他の養成学校が近年、たいへん速く立派に成功しましたことは、まことに喜ばしいことであります。けれども、これらの学校を讃えることのできるいちばんよい方法は、私たちの学校が取り残されないことです。友情を込めた競争心をもって、これらの学校の発展を喜ぼうではありませんか。あの人たちもきっと私たちの発展を喜んでくれます。みんなが褒美を勝ちとることができるのです。他の学校が勝ったからといって、一つの養成学校が負けたということではありません。反対に他の学校が落伍すれば、全部の学校が負けたことになるのです。」

一八七九年、『見習生の指導に関する病室シスターへの指針』と題する覚え書が、病室実習指導の改善の目的で作成された。「新しい見習生に教えなければならないことは……病室、カーテン、棚の中、椅子などの塵の払い方、……傷を洗うために二つのたらいを使ってする処置法――第一のたらいに汚れた麻糸や綿花をつけてはならない。」さらにこの覚え書は、手順を思い出させるためではなく、「まだやり方を教わっていないことをやらせて、それがうまくできなかった場合、見習生に責を負わせてはならない」と、絶えずシスターたちの注意を喚起している。

生徒各人の進歩と行状について秘密の報告書（73頁の表1参照）に記入することも、シスターの役目であった。

不幸にしてセント・トーマス医科大学は、当初は看護婦養成の進歩と歩調が合わなかった。志願者の数がきわめて少なく、かろうじて医学校の維持と講義料が保証できるにすぎなかった。しかし新しい環境の病院の専属医師としてチャールズ・マーチンソン医師が就任したことで、ただちに効果をあげた。彼はおそらくロンドンにおける医学の最も偉大な臨床教育者であって、五〇人や六〇人以下の少人数の学生を連れて病室を回診するといったようなことは、九年間にめったにないことであった。彼の教授法は、まさに試験に直面した学生の要求に応じた数え方であった。すなわち、表にまとめて示した明解な教え方で、かつ口頭試問の形で行われた。

セント・トーマス病院の医師陣で、その他の著名な内科・外科医としては、シドニー・ジョーンズ医師、ストーン医師、ブリストゥ医師がいた。しかし三人とも、バーネイ医師、テイラー医師、コープマン医師と共に、一八九二年までに引退した。その時期までに第一学年の医学生の数は、いたましくも総数四三人までに減少していた。これに比して、看護婦見習生は定員三二人に対して、一年に一五〇〇人以上の志願者が受けつけられた。

その頃、ナイチンゲールは国立料理学校へ見習生を送るようにして、彼女らの講義ノートに目を通した。ナイチンゲールはまた、養成を終えた看護婦が就職先の施療病院で仕事をはじめる前に、そのおのおのと単独で会い、三〜四時間をすごした。彼女は親友の一人に、こう書いている。

「昨日、私たちは新しいメラボン施療病院（七六〇床）を開院しました。おかげで私たちは、私たち自身の養成看護婦でそれを全部世話しております。」

一八九一年に医科大学の校舎が特別教室、学生クラブと共に建てられた。さらに目ぼしいことは、『セント・トーマス病院時報』がはじめて発刊されたことである。この時報は昔の学生たちと病院とを緊密に結びつけた。発刊後、幾ばくもなく（一八九六年五月）、この時報はセント・トーマス病院における歴史的事件を載せることができた。一九四四年二月号に掲載された解説と共に同誌に載せられた医学物理学会の報告によって記すと――

「二月一三日火曜日の夜、マッケンジー医師の座長のもとに開催された医学物理学会の集会において、レントゲン教授によって最近発見されたX線による写真の供覧が、病院の新しいクラブの喫煙室で行われた。『生体内部の写真撮影におけるX線の、ロンドンの病院における最初の実証』をセント・トーマス病院で行ったことを、われわれは喜ぶことを許されるであろう。」（日刊紙参照）

「この供覧を行ったスタンレー・ケントは、レントゲン教授の独創的な発見と、生体の骨格の写真撮影に対するその応用について簡単に解説した……。」X線を発生させる方法について簡単に説明してから、X線管の見本が供覧され、この新しい方法の実験が行われた。実験対象の一つとして選ばれたのは、指が一本骨折している手であった。「上記の実験供覧以後、スタンレー・ケントは、装置を改良して操作を非常に簡単にし、体内深部の諸臓器や脊柱を、脊椎骨と骨盤骨の細部構造まで写真撮影することに成功した。この進歩は主として、キングス・カレッジのジャクソンが考案し、ミュラーが製作した新しい型のクルックス管（焦点管という）の導入によるものであった。この管球は旧い型のものに比して非常にすぐれていて、以前には一時間半では撮影が無理であったものが五分で撮影でき、かつ、これまで撮影不可能であったものがいまや自信をもってできるようになった。」

最近、この病院で撮影された最初の手のX線写真と思われるものが、放射線科の所有となった。ロンドンの病院での最初のX線撮影の被験者となり、当時学生であったが、のちにセント・トーマス病院の医師となった人が送ってきたものである。ひどく退色しているが、今なお、この古い写真から第五掌骨の頭部と頸部の古い骨折の様子を見出すことができる。最近発見されたX線の利用がかくも早期にはじめられたということ、またセント・トーマス病院がこの方法の実験を供覧した最初の病院であったことを考えると、興味深いものがある。

一八九七年はこの放射線科がはじめてフルに仕事をした年であるが、この年に総計四一六例のX線撮影が行われた。男性二六二例、女性一五四例で、このうち一一四例は入院患者であった。

一九〇八年に放射線科の診療を受けた患者総数は七九七人で、一九〇九年には一二五三人まで増加した。

一九一二年までには完全な防護装置のついたX線撮影装置は一般には用いられず、また適切なスクリーン装置も設備されていなかった。

一九三八〜三九年に、放射線科の診療を受けた患者総数は約二万八〇〇〇人であった。


一九世紀末になると、病院の建物はかなり改善された。二つの古い手術室の場所に四つの新しい手術室が計画され、同時に小児病室が二室計画された。救急部門もまた数千ポンドの費用をかけて改築された。

# 9 新しい規準、新しい知識——第二〇世紀

二〇世紀当初から第二次世界大戦にかけての応用医学の非常な進歩に伴って、治療は看護婦で終わったり、あるいは責任は患者が首尾よく退院したことをもって終わるものではない、という考えが台頭してきた。社会復帰と追跡作業の必要が認識されてきて、一九〇五年に婦人指導員部★51の設置をみるにいたった。今日（一九四七年当時）二四人の補助婦人指導員がいるが、彼女らは、医学的治療が十分に効果をあげるのを妨げている患者の心理的障害や不安を取り除くために、あらゆることをしている。彼女らはまた、特別の患者に対しては常にケー

スたち自身の家に出向いて接触を保っている。

「社会医学」という言葉が一般的になるずっと以前から、セント・トーマス病院は、指導員、医師、看護婦の密接な協力によってはじめて患者の幸せが確保されるものであるということを強調してきた。おそらく二〇世紀の最も重要な公衆衛生運動である母子福祉は、セント・トーマス病院によってまず開拓されたものである。病院の周辺のスラム地域で赤ん坊が生まれたときの状態は、驚くべきものであった。赤ん坊が生まれてからの世話をする準備は、めったにできていなかった。セント・トーマス病院は、母親たちは陣痛がはじまってから医師を呼ぶのではなく、妊娠の早い時期に病院に登録すべきである、ということを実施した最初の病院であった。

この結果、妊婦の家庭における身だしなみと支度に適切な指導もできるようになった。このような要求は革命的なものだというので、ランベスの住民の間に一時大憤激を引き起こしたが、計画的な家庭訪問により、よい結果を生んだ。

結核患者の社会的支援について、セント・トーマス病院はまた先駆的な仕事を行った。教育を受けた指導員が呼吸器内科に就任して、夜間診療が設けられたために、労働階級の患者が時間と賃金を失うことなく診療を受けることができるようになった。結核が社会病として認識されるにはまだ時間がかかったし、サナトリウム療法は当時、まだ人権問題として国家の取り上げるところとなっていなかった。

一九一〇年、フロレンス・ナイチンゲールはこの世を去ったが、それより少なくとも四年前に、彼女のはじめの寮舎（ホーム）が、当時の職員や学生を寄宿させるにはまったく不適当であることがわかった。そのためにガショット館として知られている新しい建物が、彼らのために建てられた。その後、元のナイチンゲール・ホームに二つの階層が増築された。なおその後、みずからもナイチンゲール看護婦養成学校に学んだ今は亡きサー・リッデル夫人が、クラブと娯楽施設があり、同時に看護婦たちの日常の宿泊にもくつろげるようなホームを建設するために一〇万ポンドを寄付した。このホームは一六五人の看護職員用に供せられ、水泳プールも設備された（図14）。

この間に、医科大学もついに、ナイチンゲール看護婦養成学校と同程度の比較的大きなスケールで志願者をひきつけはじめた。医学生の数は倍増に倍増を重ね、ついにランベス・パレス通りの東側に、学生の宿舎としてセント・トーマス・ハウスを建てなければならなくなった。クラブと娯楽施設も備わっていた。

知識が発達し、医学のあらゆる分野における専門化が時代の要求となって、整形外科が導

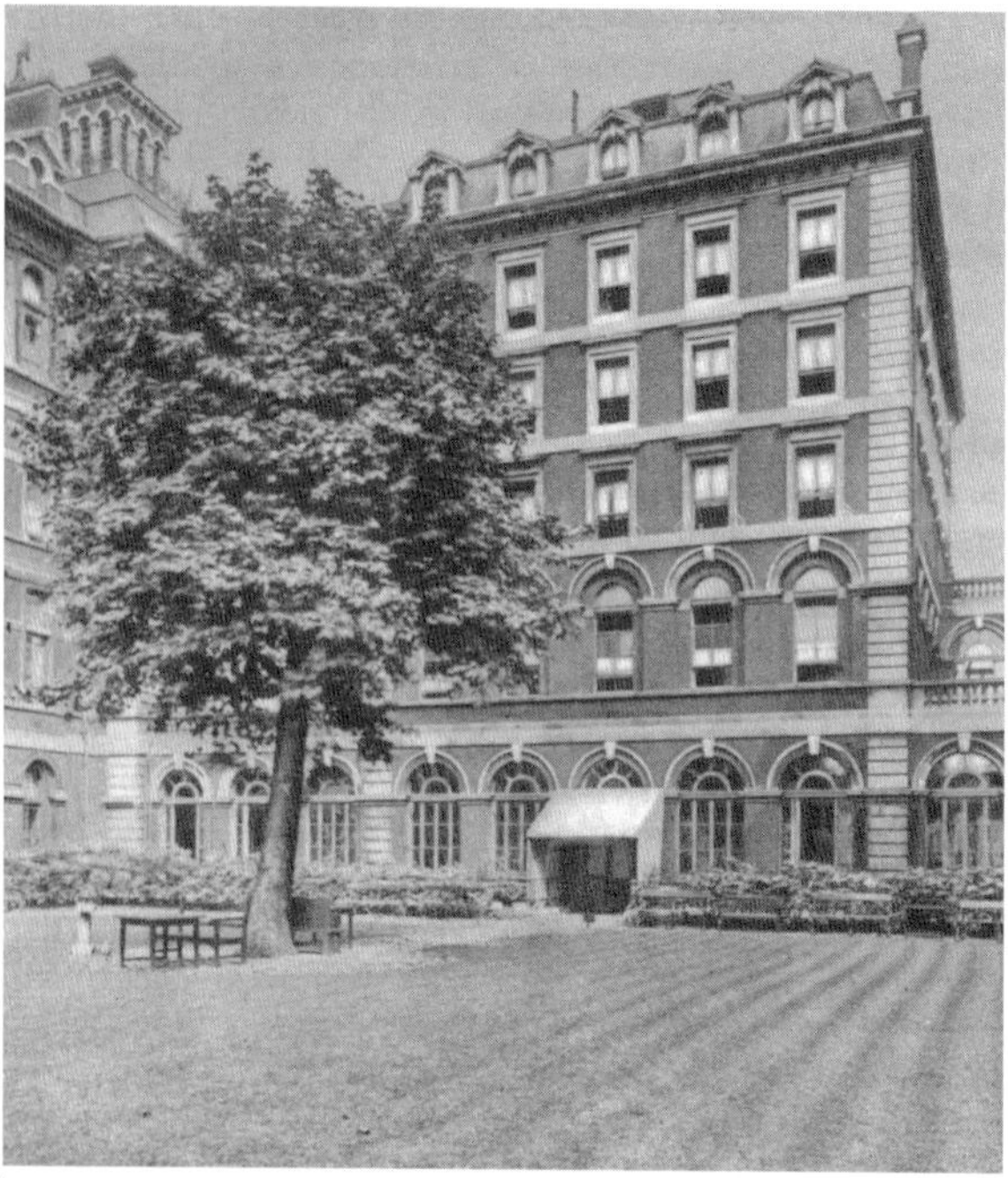

図 14　ナイチンゲール・ホーム
看護学校に宿舎を提供するために、
ナイチンゲール・ホームが病院の一部として計画された。
1941 年に爆撃で破壊された。

入され、食事療法が真剣に研究され、病院全体の食制度が改定されるまでになった。

薬局、放射線科、物理療法科が近代化された。分娩前後の診療科が、母性部から分娩前部と生後部とに再編成された。そして年間患者総数六万人を数える外来診療科も最新式に近代化された。

マッサージは今日なお患者に対する付随的業務の域を出ないが、その発展のためにセント・トーマス病院は開拓者の役割を演じた。すでに一九一一年に、二人のスウェーデン人の体育専門家が有資格医師の指示のもとに、男女の患者の治療にあたっていた。しかし不幸にして、一九一四年に戦争が勃発してスウェーデン人は帰国し、この仕事は二人の門衛の手にゆだねられた。

医師たちが自分の病室の患者のマッサージ療法を、看護婦にさせること（その目的で看護婦はマッサージ法の一二課目の講義を受けている）に若干の不都合を経験したために、理事会は養成学校を設立することを決定した。この学校は、マッサージおよび医療ジムナスティックス協会の受験準備をしていた一人のシスターと二人の学生によってはじめられた。生理学の講義は看護婦と合同で行われ、学校は急速に成長した。マッサージ課程はのちに三カ月から六カ月に延長され、医療ジムナスティックス課程は四カ月から六カ月に延長された。

やがて紫外線療法がかなり関心をもたれるようになり、理事会はその研究用に小さな部屋を建設した。一九一五年、医療電気的検査がはじめられたが、これは紫外線、赤外線、短波療法を合併して、電気療法科となったものの前身であった。

今日のマッサージ学校は、物理療法科と電気療法科をそのまま抱合して、看護婦長の傘下にある。

他の大多数の大病院が、各自の物理療法学校を設立するに際して、ほとんどそのままセント・トーマス病院の計画にならった。しかし物理療法[★52]が政府や一般大衆に注目されるようになったのは、ごく最近のことである。産業医学、社会医学、社会復帰、作業療法はすべて、これに含まれる（図15）。

これらすべての改善には何十万ポンドの費用を要した。この費用の多くは慈善家の寄付によるものであった。また、キング・エドワード・ロンドン病院基金からも多くの寄付があった。さらに相当額の寄付が、婦人指導員たちを通じて患者自身から供された。

エドワード七世とジョージ五世の治世を通じて、病院の内科医・外科医のうち最も有名な人々は、サー・カスパート・ウォーレス、サー・パーシー・サージャント、ロウレイ・ブリストゥ、サー・モーリス・キャシディ、サー・ジョージ・メーキンスであった。しかし、こ

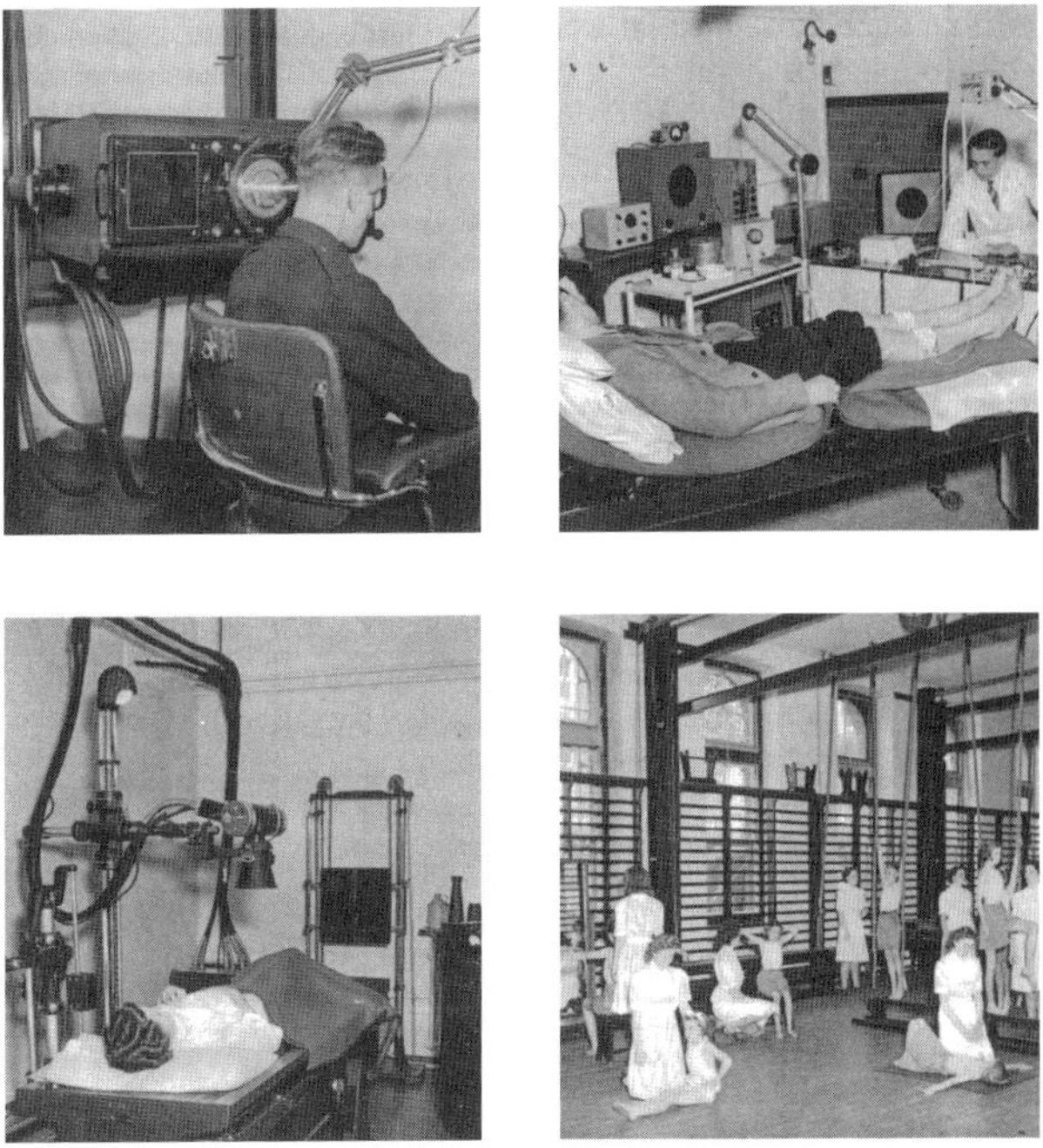

図 15　20 世紀に飛躍的に進歩した新しい治療・療法方式
左上より時計回りに、
X線深部療法、筋電図、子ども向けマッサージ療法
（マッサージ学校体育館内）、X線撮影装置。
これら 4 枚の写真は、第一次世界大戦後の病院内風景である。

れらセント・トーマス病院の高名な内科医・外科医と同等に重要であった人は、一九一三年から一九三七年までセント・トーマス病院の看護婦長であり、ナイチンゲール看護婦養成学校の校長であったデーム[★53]・アリシア・ロイド・スティルであった（図16）。

彼女は、かの高名な内科医サー・セイマー・シャーキーの特別の懇望によって、三年の養成を終了する前にシスター・チャリティーになり、一八九八年、ナイチンゲールの命《めい》により病室シスターの地位に昇進した。ひたむきに患者に尽くすあまり、彼女はやや厳格にすぎるシスターになった。というのは、彼女は部下に可能なかぎりの最高の水準を要求し、それが隅々まで申し分なく行われるのを確かめたのである。個室病棟が有料患者に開放されて間もなく、彼女は担当のシスターになった（セント・トーマス病院は有料患者用の個室を設けた最初の病院である。患者は当時、週三ギニーと手術室料一ギニーを支払った。参考までに、一九三九年には七ギニーである）。ついで彼女はブロンプトン病院の看護婦長となり、それからミドルセックス病院のレィディ監督となった。その病院で彼女は、セント・トーマス病院の看護婦長に就任したときに実施した多くの管理および看護業務上の改革を実験的に試みた。ナイチンゲール基金審議会の後援を得て、三年の教科課程が近代化され、専属の指導員の指揮下におかれた。この指導員にデーム・アリシア[★54]がシスター・チューターの称を与えた。

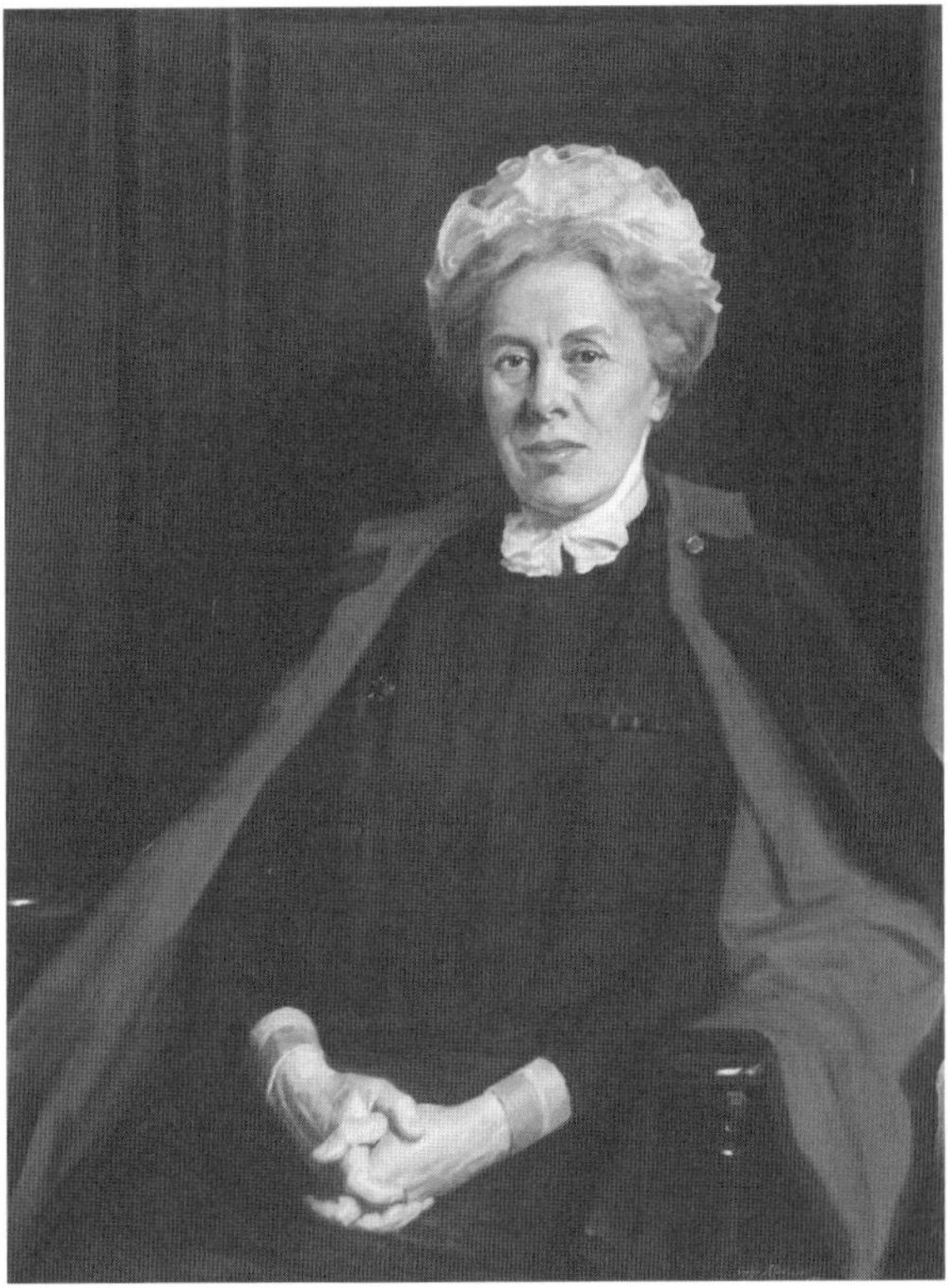

図 16　デーム・アリシア・ロイド・スティル
彼女は 1913 ～ 1937 年まで
セント・トーマス病院の看護婦長および
ナイチンゲール看護婦養成学校の校長を務めた。

内科と外科に関係した学問と技術を看護法に応用して大学の講義で教えようという総合講義が、第一次世界大戦勃発の二週間前にはじまったが、看護婦の特別召集があったにもかかわらず、成功裏に続けられた。この増員要求は五〇〇床を有する陸軍病院からのものであったが、この陸軍病院は大部分が仮設建築でセント・トーマス病院に付属し、看護職員はすべて、元および現役のナイチンゲール看護婦があてられた。結局、デーム・アリシアの教育課程は、一九一九年に決定された看護婦法にもとづき、一九二〇年に発足した一般看護委員会によって制定された一般看護業務における試験要項の基本となった。それより以前一九一六年に、デーム・アリシアは看護大学の設立に関与していたが、この大学は看護教育に対する貢献を認められ、のちに国王の勅許を受けた。

ナイチンゲールは、自分がはじめた先覚的な看護事業を受け継ぎ、さらに発展させてくれる人として、彼女以上の人を他に望むことはできなかったであろう。デーム・アリシアはナイチンゲールと同じ創造的な教育への理想と強い熱情をもっていた。彼女の精力的な指導のもとに、多くの新しい部門が、予防医学における社会福祉に直接関連して開設され、それはセント・トーマス病院の有用性を公衆衛生の広い分野にわたって広げていった。彼女の受けた多くの栄誉のなかには、赤十字社連盟のフロレンス・ナイチンゲール国際メダル賞と、国際看護婦協会長の地位があった。彼女はナイチンゲールの樹立した原則に対して不動の忠誠心を抱き、またこの原則を新しいものの考え方および進歩の立場から解釈した。これらのことは彼女が看護の本分に最高に身を捧げたことと相まって、彼女を真に近代看護の偉大な創始者の栄誉を担うにふさわしい人物にしたのであった。

彼女の在命中に外来患者の平均治療費は次第に高くなって、その死後には四倍となり、入院患者の平均治療費は、少なくとも週一〇ギニー以上の額となった。このような高い費用は薬品や包帯などの原価が高くなったためばかりでなく——きわめて当然のことながら——看護婦、シスター、病室シスターたちの給与が高くなったためである。病室シスターの給与は以前は年に七〇ポンドであったが、現在（一九四七年当時）はラッシュクリフ裁定によって年一六〇ポンド支給されている。

この病院が現在地に開院したときから第二次世界大戦までは、第一学年の見習生たちはホーム・シスターの世話を受けてナイチンゲール・ホームに住んでいた。この一年間彼女たちは、その健康と一般的生活秩序に関してしっかりと監督を受けていた。勤務時間は上級の看護学生よりも短く、またお茶の時間が与えられていたことが一つの特色であった。お茶は自分で入れるが、茶瓶とお茶が各人専用に支給されていた。第一学年の終わりに見習生は一カ月の休暇に入り、それから看護職員として残りの養成教育を受けるために帰ってきた。

それから彼女らは、ガショット館と病室の階上にある寄宿舎に住んで、より独立した生活を送った。勤務時間は長くなり、食事時間は毎回三〇分しか許されなかった。ナイチンゲール・ホームの生活は、一九四〇年、この病院に爆撃がはじまったときに終わった。ホームが破壊されたために、一つの建物に生徒を収容できなくなった。しかし将来、より大きく、より美しいナイチンゲール・ホームが建てられることが期待されている。

# 10 戦災

ミュンヘン危機[★55]のときにロンドンの各病院は、戦争に対しての備えをはじめた。その計画は二段構えで——一つは疎開で、病院を田舎へ移して海外からの負傷者もロンドンから疎開した患者も収容できるようにすること、もう一つは、警防団組織[★56]が空襲の被災者をロンドンの病院で処理するというものであった。

セント・トーマス病院がドイツ爆撃機の格好の目標になることは明らかで、そのためにリネン整理室として使用されていた地下の一画が緊急手術室に指定され、一九三九年八月にはその準備を整えていた。

戦争が迫ったことはいまや明らかとなり、ＢＢＣ放送の非常に暗い一時のニュース特報の結果、この手術室は戦時の状態でどのように役だつか試してみることになった。そこでチェンバレン[★57]首相が、「われわれはドイツと戦争状態に入った」と宣言した一週間前に、二人の患者がこの非常手術室で手術を受けた。その結果、換気のよくないことがわかり、その後、適切な換気設備が整えられた。

一九三九年八月二八日、保健相は、入院患者は急患のみに制限するよう、また疎開命令が出たとき移動を要する患者の状態を十分に把握しておくように指令を出した。これは、首都が空襲を受ければ、一日に少なくとも二万五〇〇〇人の死傷者が出るものと予想されたからである。しかし一般大衆は戦争が勃発するまで、こうした用意周到な処置については何も知るはずはなかった。

数日後の九月三日の朝、非常医療サービス（Emergency Medical Service）が発足した。保健相がつくったこの計画によると、ロンドンとその周辺地域を一〇個の扇形地区に分け、各地区の要《かなめ》のところに、基幹病院として、一つ以上のロンドン市内の大型の教育病院が位置するようにするというものであった。セント・トーマス病院は第八扇形地区の基幹病院となったが、この地区には南西ロンドンと隣接地区のサリー州、ハンプシャー州の各種の自治体立施設と共に、五一の篤志病院と療養所とが含まれていた。さらにセント・トーマス病院の看護婦長は扇形地区看護婦長に任命され、この地区のすべての病院の看護職員を揃える責任を個人的に負わされた。

セント・トーマス病院はまた、戦災者収容拠点（Casualty cleaning station）に予定された。三三〇床が常備されたが、そのうち二〇〇床は保健省が予約して、その費用を支払った。階上の病室一六室は閉鎖され、ベッドの割り当て分は残りの一〇室に配分された。

セント・トーマス病院の戦災者救護部はそのガラス屋根が防空に不適当なために一時閉鎖され、外科外来に合併された。結核科と性病科以外の外来診療は停止された。最上階の大手術室は閉鎖され、元リネン室であった地下室に四台の手術台を備えた非常手術室が開かれた。窓は暗くしてテープが張られ、すべての出入口にうす暗いランプが取りつけられた。三万個の砂嚢に砂を詰めて配置した。爆撃中は当直職員が巡回した。

職員が昼夜の交替を定めてすべての部署に配置された。看護婦養成予備学校はギルフォード近くのシャムレイグリーンに疎開した。一〇〇人の看護生徒が数人のナイチンゲール・シスターと共に、ベイシングストークに近いパーク・プレウウェット病院に行き、シスターのもとで養成教育を続けることができた。二年生、三年生、四年生の看護生徒は、ウォーキング、チャーツェイ、ピルフォード、イプソンの地区病院に分散された。セント・トーマス館と有料患者病室は閉鎖された。物理療法学校は疎開して、マンチェスターの王立施療病院で厚遇を受けた。患者輸送業務班（Ambulance Train Service）と河川救急班（River Emergency Service）の八二人がリッデル館に宿泊した。

医科大学については、救急医療計画にしたがって、（急患を除いて）すべての一般市民用病床が閉鎖され、ほとんどすべての外来診療が中止されたので、十分な臨床教育を行うことができなくなった。医科大学は保健省の支持を得て、その扇形地区内の提携病院に、実習教育を続行できるよう協力を求めた。サリー州委員会がただちに実際的な提案をたずさえて立ちあがった。その結果、臨床部分はキングストン州立病院で便宜を得ることになり、他の学生たちは地区病院、とくにボトレイパーク戦時病院と、長年セント・トーマス病院と提携していたピルフォード整形外科病院に迎えられた。臨床に入る前の学生たちは、医科大学予科のみをロンドンに残してオックスフォードのワダム・カレッジに疎開した。予科学生はキングス・カレッジ病院の第一MB学級★58に加えられた。

しかし予想された空襲はなく、病院の受診者はやがて平常の数に増加してきた。外来診療をフルに復活させなければならなくなって、保健省は一般市民用病床二〇〇床の設置を許可した。この数字は臨床教育を再びロンドンで続けることを可能にするものであり、一九四〇年三月中旬には、医科大学は再びロンドンで活動をはじめた。

こうした生活が数カ月間続き、各部門が分散したにもかかわらず、患者は続々と治療を受けに来院した。疎開者はぽつぽつ帰りはじめ、中止されていた多くの診療業務の復活が望まれるようになった。セント・トーマス病院の扉はいつも開かれていた。かつてそれが閉められていたとは、考えることもできなかった。外来患者が増えはじめた。診療はフルに行われていた。物理療法学校が再開された。だれもが平生の生活に落ち着いた。

この期間に幾度かの防空演習が、ロンドン全域にわたって行われた。セント・トーマス病院ではこの演習は、脱腸患者と小手術患者を集めて、二六〜三〇の手術をつぎつぎとすみやかに行うことができるように、実戦さながらに行われ、警防団のチーム・ワークは完全であった。しかし電撃戦がロンドンを襲ったとき、どこの病院でも計画や演習どおりにはいかなかった。セント・トーマス病院も例外ではなかった。

一九四〇年九月九日、日曜日午前二時半、大きな爆弾がウエストミンスター橋に接する病院の北側の真中に落下した。三層が崩れ落ち、看護婦二人と女子マッサージ師四人が瓦礫の下で圧死した。エレベーターと放射線科に通電していた変電室が遮断された。帰宅が許されるほどの軽症患者七六人が退院させられた。残りの患者は二号館と四号館の地下の急造病室に移された。それから水の供給が止まった。ただちに全患者を地区病院に移す他に打つ手がなかった。その後、給水は復旧して、二号館と三号館の地階に被災者ベッド五〇床を維持することができるようになった（図17）。

この最初の事態で得た教訓から、理事会はさらにいっそう警戒を厳重にすべく決意した。七号館の地階が、担架運びや傷の手当てに活躍していた医学生たちの宿舎となった。マッサージ学校は疎開した。四号館の食事療法教室は七床の小児病室に整備され、大教室は看護婦宿舎となった。

続く三晩には爆弾は落ちなかったが、一三日の金曜日は病院にとってまことに不運な日となった。午前三時一五分、二個の大型爆弾がほとんど同時に落ちた。一個はそのときメイドたちが宿泊してした「ジェリコ[★59]」の北側に命中し、他の一個は（これは二時間後まで爆発しなかった）大司教の庭園[★60]に落ちた。二つともものすごい石の雨を降らせ、七号館と八号館の窓を広範囲に破壊した。住居の問題がいまや深刻となった。リッデル館が、二五人のメイドを収容したが、「ジェリコ」からの残りの三五人は、四号館の地階の看護婦宿舎の床にマットレスを

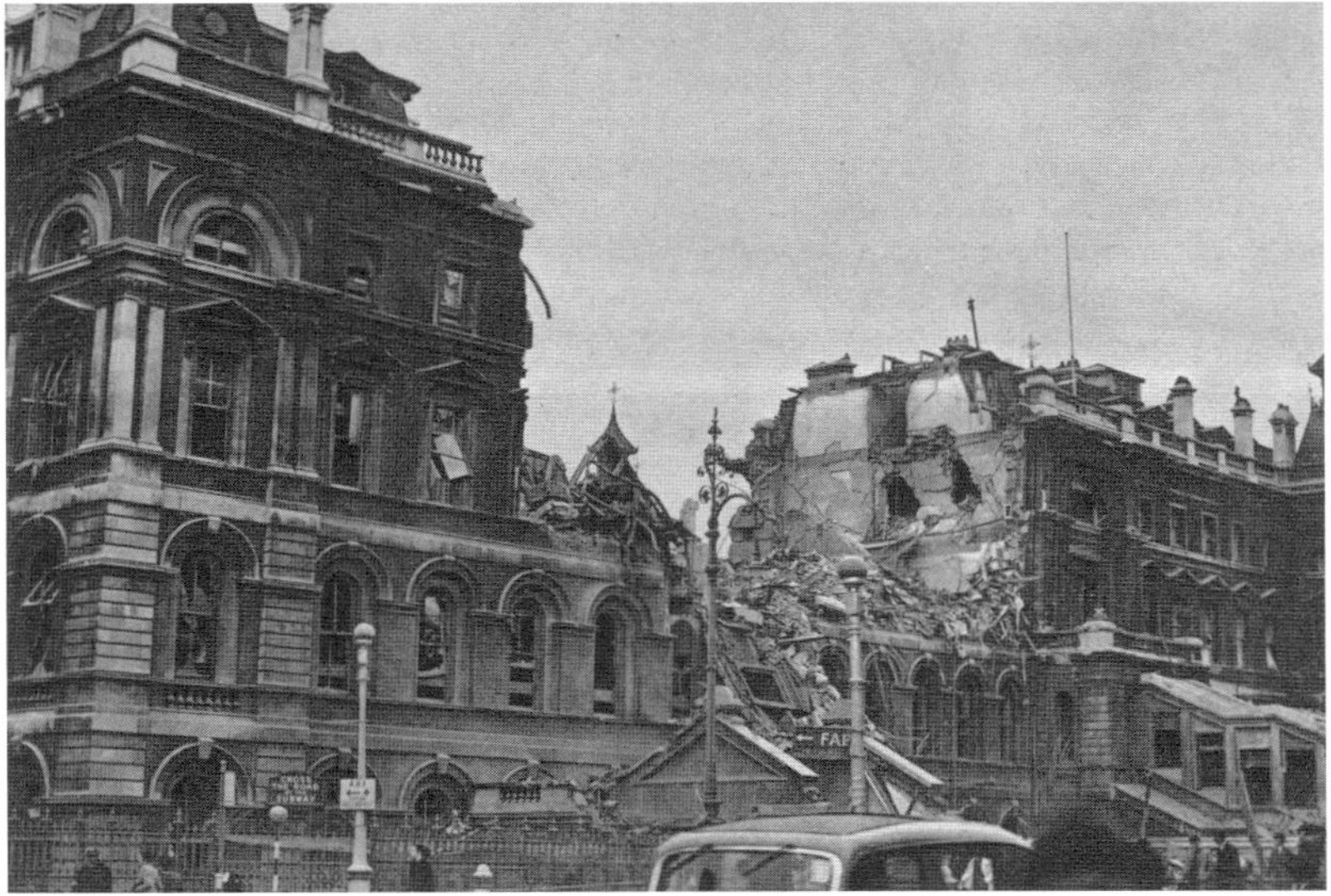

図17　爆撃を受けたセント・トーマス病院
1940年9月9日、午前2時30分、ウエストミンスター橋に接する北側の真中に、大きな爆弾が命中した。病院の3層が崩壊した。

敷いて寝なければならなかった。

偶然のできごとが異常な結果をもたらさなかったら、看護婦長は即死していたかもしれない。看護婦長と管理シスターは、異常がないかを見まわるために病院を夜間巡回していた。看護婦長の交替は三時からで、彼女はちょっと休んで帽子をなおし、これから見まわりに出かけようとしていた。廊下を歩き出したとたん、彼女の数ヤード先に爆弾が落ちた。津波のような瓦礫の山が押し寄せてきた。もしも彼女がちょっとの間休んでいなかったら、彼女はまさに直撃を受けるところであった。彼女はメイドたちが寝ている部屋に飛んで行った。メイドたちは一階と地階にいたので、幸いに全員揃っていた。しかし一人が重傷を負っていた。

二晩後の九月一五日、日曜日午前八時半、手術室勤務員が緊急手術室で急性虫垂炎の警官の手術準備をしていた。そのとき警報が鳴り、ほとんど同時に爆弾がこの地階まで貫通して炸裂し、看護婦一人と専属外科医二人が死亡、看護職員に五二人の負傷者を出した。手術室にいた人たちは何の物音も聞かず、何も感じなかった。ただ、抜歯の麻酔から覚めるときに感じる、あの漠然とした感覚を経験しただけであった。灯は消えていたが、だれかが非常用のライトを見つけ出し、カンテラがつけられた。手術室はまるで修羅場であった。そのため同じ地階続きの電気室内の小さな部屋で手術することになった。その間、地階の天井の巨大なパイプから蒸気が吹き出していた。――ガスがもれていた。薬局では火が猛り狂い、周囲に広がりそうな形勢となった。ガラスやレンガの破片がいたるところに散乱し、道具棚はすべて粉ごなに壊された。どの顔もひどく汚れ、ちらちらするカンテラの光ではだれとも見分けがつかなかった。手術室のシスターが、一刻も早く手術に間に合うような器具を集めようと一生懸命になっていた。まもなく彼女の最大の助け手の一人が、サー・モーリス・キャシディに他ならぬことがわかった。彼は破片の山を這い昇って、いろいろな道具を救い出していたのであった。彼女自身も重傷を負ったが、そのときはそれに気づかず、彼女が経験した唯一の感じは一種の強烈な怒りだけであった。あとでわかったことであるが、その爆弾は建物を直撃して地階まで貫通し、外来診療館、大学寮の居室、厨房、売店、管理棟を破壊し、病院機能の中枢をすべて麻痺させてしまった。

このときの夜勤看護婦たちはちょうど夕食を終えて、この建物の他の場所へ行ったばかりのところであった。さもなければ彼女らは死んでいるところであった。秘書が午前四時に一人で院内を巡回して、職員たちが皆無事であるかを確かめていたところ、厨房主任がリッデル館で彼を呼びとめた。「お目にかかれてようございましたこと。薬局であなたの脚がみつかったとかいうんですよ」と、彼女はほっとため息をついて言った。あとでこのことを思い出して秘書は、いったいどうしてその脚が別人のではなく自分の脚だというのか、と不思議に思い、憂うつになった。

当局は三人の職員の勇敢さを認め、ジョージ勲章が次の人々に授けられた。

H.R.B.ノーマン—医学得業士[★61]、外科得業士[★62]、王立外科大学会員（M.R.C.S.）、王立医科大学士（Licentiate of the Royal College of Physicians;L.R.C.P.）、住み込み内科助手

P.B.メーリング—医科大学生

H.E.フリューワー—ロンドン、セント・トーマス病院工事監督助手

功績は次のとおり——

「セント・トーマス病院に高性能爆弾が落下したあと、職員二人が生き埋めになっていることが判明した。フリューワー氏はノーマン医師およびメーリング氏の協力を得て救助隊を編成した。

瓦礫の山は一階を貫いて地階にまで及んでいた。薬局倉庫は破壊されて、アルコールと酸が発火した。ガスがもれ、瓦礫がたえず落下していた。フリューワー氏は救助隊を指揮し、ノーマン医師はメーリング氏の助けを得て瓦礫の山に穴を掘り、モルヒネの注射をした。彼らは負傷者の救出に成功した。」

地階の緊急手術室は復旧した。これは戦争の全期間を通じて使用できた唯一の手術室であった（他の手術室はすべて、爆弾で用をなさなくなったために、これは対日勝利の日[★63]以後もなお一年間使用された）。

再び入院患者の全員疎開を実行しなければならなかった。翌朝、工事監督と技術者たちが地階の清掃をはじめ、夕方までに終えたばかりでなく、水や電気も復旧した。この成功もつかの間であった。その夜、ものすごい爆発が起こり、二号館地階病室のプラスターボードの窓を全部吹き飛ばしてしまったために、セント・トーマス病院は五〇床の戦傷者用病床を用意することができないことを、再び地区司令官に報告しなければならないありさまであった。

一カ月間、病院はそれ以上の破壊は免れて、応急修理工事が進行した。しかし、またすぐに災難が降りかかってきた。一〇月一五日午前九時をすぎてまもなく、大型爆弾が北隅保管室に命中し、七号館の階段上の教室を破壊し、またもや市民病室を全滅させた。自動電話交換は完全に埋没した。その夜は、病院の隣接地区がまたたく間に猛烈に爆撃されたことで記憶されるべき夜だった。被災者が収拾もつかないほどになだれ込んできたため、地下の古ベッド倉庫を、被災者収容用に間に合わせに使わなければならなかった。それはちょうどクリミア戦争の病院に似ていたので、スクタリ病室と呼ばれた。

しかしその年は、二度の猛烈な焼夷弾空襲を除いては、それ以上の事件は起こらなかった。にもかかわらず、一九四一年のはじめに理事会が直面した状況は、これ以上悲惨なものはないというほどのものであった。医科大学はギルフォード地方に疎開し、大多数の看護学生はちりぢりになり、物理療法学校も同様であった。そして専門科診療の大部分が完全に機能を停止してしまった。元の秩序を回復する見込みはまったくなく、再び爆撃されて病院が完全に用済みになってしまうだろうということが当然考えられた。理事会が決定しえた答えはただ一つだけであった。それはロンドン市外に、かわりの収容施設をみつけなければならないということであった。保健省とロンドン州庁に交渉がもちかけられた。

ゴダルミンのハイデスティルの戦時病院はジョージ五世療養所に隣接し、最近まではオーストラリア人専用になっていた。これをこの目的に合うようにしようとするには、大規模な改修を行わなければならなかったが、保健省がこれの貸与をしようと理事会に申し出たとき、理事会は喜んでその申し出を受け入れた。新しい病棟が四棟建てられ、職員の居住のために付近の土地が買収されたり、借用されたりした。二つの病院の間に短距離往復バスが配置された。設備が移転されて、一九四一年四月一七日、第一次移送患者がハイデスティルに向かってロンドンを出発した。

しかし、この行動でさえ円滑にはいかなかった。四月一六日の日没直後、ロンドンは、またもや空襲を受けたのである。焼夷弾の雨が病院の多くの建物に火をつけたが、なかでも大工職の仕事場は完全に灰燼に帰した。大型爆弾が川の中に落ちて建物を揺るがし、川に面した側のほとんどの窓を粉々にした。午前二時半、投下地雷が二号館と三号館の間のナイチンゲール広場で爆発し、二号館の給水塔と、二号館と三号館をつなぐ円柱列を倒し、同時にナイチンゲール・ホームを破壊した。この二つの建物の内部は、ナッフィールドとアーサーの両地階病室と共に完全につぶれてしまった。ナッフィールド病室は水浸しとなり、アーサー病室の上の眼科病室は火に包まれた。ガス、電気、水道は皆止まり、手術に緊急照明装置を持ち込まなければならなかった。その後、その夜の破壊は実に凄惨なものであったが、患者には一人の被害者もなく、翌朝、田舎へ行く第一陣の二〇人が病院の門を出たのであった。

試練はまだ終わらなかった。五月一〇日、警報が鳴った。それは全大戦を通じて最大の空襲を報じるものであった。翌朝五時まで、棒型の高性能爆弾と無数の焼夷弾の雨が、病院とその周辺に降りそそいだ。その間、わずかに数分間の合間をおいただけであった。本館は三発の中型爆弾の直撃を受けた。リッデル館は二度も直撃を受けた。一発の爆弾が車庫に落ちた。四号館の最上階が全焼した。火はセント・トーマス館の屋根と二階を焼いた。車庫と車と木材貯蔵庫が焼け落ちた。負傷者が殺到したので、収容場所をわずかに使用できるアーサー病室につくらなければならなかった。スクタリ病室は地階の浸水のために、急遽撤収しなければならなかったから。

五月一〇日は悲惨であったが、ありがたいことにそれは、セント・トーマス病院が大損害を受けていた三年以上にわたる期間の最後の空襲であった。当時の状況では、再建という困難な仕事に乗り出すなどは思いもよらぬことであったが、損害を調査して将来の計画を樹立する息抜きの余裕が与えられた。建物の損害、業務の中断、患者の疎開については先に述べたが、決して終わることなく続けられた仕事に関しては、まだほとんど語られていない。

セント・トーマス病院の扉は、かつて閉められたことがなかった。混乱をきわめた最悪の日でさえ、外来患者の診察は続けられた。平静かつ円滑に、戦争のなりゆきに関係なく（図

18)。いつもの患者が、いつもの診療を受けたり治療を受けたりする勇気を失うほどのものは、一見何もなかった。セント・トーマス病院がもはやかつてのセント・トーマス病院ではなく、患者を迎え入れ、その必要とする注意を与えてくれるところではないと患者に思わせるような気配は何もなかった。戦争負傷者はもちろん、いつでも受けつけられた。夜間の爆撃の瓦礫はまだ片づけられず、水もなく電気もなく、わずかに残ったベッドは地階に集められてしまっていたが、毎日の患者はいつものように続いていた。それは、一度見た者なら忘れることのできないセント・トーマス病院の不死身に対する、悲愴な信頼感を誇示するものであった。

小康状態は一九四四年七月四日、飛行爆弾[★64]がリッデル館とセント・トーマス館の裏に落下したときに終わった。七月一五日にはまた一弾が二号館のアデレイド病室の手術室に命中し、メリー病室、看護婦長宿舎、ナイチンゲール・ホームにさらに莫大な損害を与えた。二号館の階段と廊下は完全に破壊された。爆風は八号館にも及ぶほどの損害をもたらした。管理室の大部分は使用不能となった。一二号館地階のナッフィールド病室は撤収され、患者は急遽マッサージ学校の体育館の急造病室に移された。

戦争は終わった。しかし戦争がもたらした犠牲ははかりしれないものであった。多くの人々

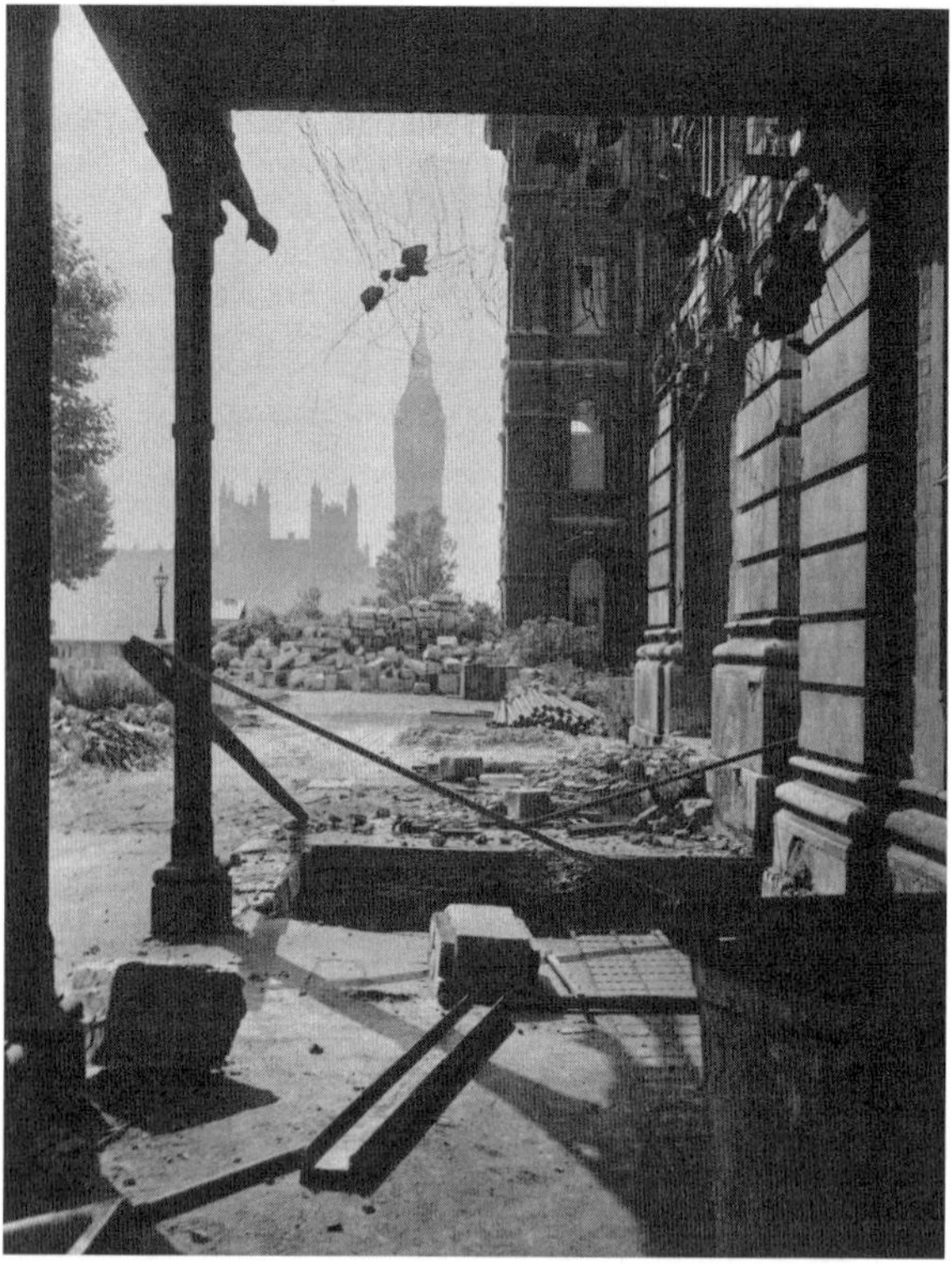

図 18　戦争によって破壊されたセント・トーマス病院
セント・トーマス病院はまだ修理されていなかったが、
多くの人々は再び病院を訪れてきた。
職員のなかには敵の攻撃で死傷した者もいたが、
患者はだれ一人として生命を失うことはなかった。

には、セント・トーマス病院があたかも破壊の唯一の目標になったかのように思われた。これはもっともなことであった。テムズ川の際限のない曲がりくねりが、ドイツ爆撃機の操縦士にセント・トーマス病院を対岸の憎むべき下院と見誤らせたにちがいない。病院の上空に誘導された飛行機から落とされた爆弾はいずれも、おそらくウエストミンスター宮殿をねらったものであろう。

しかも病院はその試練に生き残った。当時を振り返るとき、人は、戦時中の病院職員のすばらしい勇気と粘り強さを思い出すにちがいない。極度の危険と不安な状態のもとで、彼らは勇気と決意をもってその本分を尽くした。ひとえに彼らの忠誠心により、「一人の患者も敵の攻撃によって失うことがなかった。」しかし彼らの仲間には、その生命を捧げた人々[☆3]があった。

もしもあなたがたが、全戦時中を通じてセント・トーマス病院にとどまって勤務したシスターたちに、その戦争体験をたずねるならば、彼女らはむしろ他人ごとのような態度でおびただしい日付と統計的な数字を語るであろう。しかし、門衛や「ピンク・レディ」の話をは

☆3　K.M.フォーブス看護婦、S.E.ダーラム看護婦、C.G.ウォーカー看護婦、M.ドゥセット嬢、B.モータイマー・トーマス嬢、S.ダン嬢、G.ロッキャー嬢、J.C.K.キャンベル医師、P.B.スピリスベリー医師。

じめると、たちまち彼女らの顔はぱっと輝き、声は熱を帯びてくる。「ピンク・レディ」とは日常の家事労働をする人々のことで、彼女らは「ピンク」の縞模様の制服を着ていた。そして最悪の空襲のあったあとでも、「ピンクさん」たちはいつも出勤して、病院の掃除をしていたのである。彼女ら自身の家庭が被害にあったときでも——それはしばしばのことであったが——病院が第一であって、彼女らが期待されたときに姿を見せなかったということは決してなかった。

# 11 転換期

ウエストミンスター橋を渡ったことのある人なら、みじめに破壊されたセント・トーマス病院の建物を見て、恐怖を感じないでいられる人はいないであろう。しかし通りすがりの人には、病院の将来に対してどのようなすばらしい計画が理事や建築家たちによって立てられているかはわからない。その概略を述べれば、四棟の中央病棟の階層を増やし、各棟を連絡用の翼で結び、その翼にすべての管理事務室を置き、外科病室の近くに各階、対にまとめた手術棟を新しく加えるという計画である。病院内のおもな連絡廊下は長さ約二〇〇ヤードで、元の長さの三分の一以下になり、この職員の時間とエネルギーの節約は、多くの高性能エレベーターを設備することによってさらに増加されるであろう。さらに病院の地階は、じゃまな建物や堤防をできるかぎり取り払ってきれいにし、そこに働く職員に光と太陽と緑の輝きを与えるようにする。

新しい中央病棟の建設がある程度進めば、医科大学の再建を会計長公館の場所にはじめることができる。会計長公館はその残骸が、州庁の南向かいのウエストミンスター橋のたもとに建っている。ここのほうが、ランベス宮に面した病院の他端の、現在の過密地を使用するよりも広い用地が得られる。この新しい建物の高さと大きさは、州庁の南西角につり合ったものとなるはずである。結局は、電車がバスにかわり、短いスタンゲート路は閉鎖され、ヨーク通りはウエストミンスター橋通りを横切って直接ランベス・パレス通りに入ることは明らかであるから、新しい学校の正面はいずれはほとんどヨーク通りの接続点まで広げられることになるであろう。その暁には、病院内にある研究室もそこに包含されるので、学生や研究員はこの建物内ですべて研究の便を得ることができる。

病院中枢部の主病棟以外で最も主要なことは、職員と学生のレクリエーションと居住のための施設を新設することである。そのなかでも、シスターと看護婦のための新しい付属施設は、絶対的に優先されなければならない。セント・トーマス病院のように、幾世紀にもわたって伝統を培い維持してきた大きな教育病院では、働く者たちの共同生活は、患者の福祉ということを別にすれば、何ものにもまして重要である。それも結局は、患者に捧げられるべきものであるが。この建物の設計には、こうした調和のとれた統一性を表現することが意図されている。住居群はもちろんこれまで通り病院の欠くべからざる部分でなければならないが、将来はそれ自体の独自性をもつであろうし、また都会の中心という位置が許すあらゆる生活の楽しみを利用することになるであろう。

概括的に提案されているのは、シスターと看護婦の施設は、養成予備学校、パリ通り一帯の教育部、現存のリッデル館を共に一団として南向きにし、できるだけあらゆるところに樹木を植え、庭園を造り、かつ夜勤看護婦のために比較的静かな場所をとっておくというものである。一方、医学生のための施設は、小さな学生寮三棟と社交室と食堂を含めて、学校の向かいのスタンゲート通り一帯に集める。集会所とか水泳プールとか、その他いろいろの娯楽施設のような職員と学生が共同で使用する設備は、これら二つのグループの中間に置き、その周囲を緑で囲む。集会所は道路から出入りできるから、一般交通機関が利用できる。

患者の側からみて最も関心のあることの一つは、典型的な病室設計であろう。これは看護効果からみても同様である。

部屋の構造は現在の構造をそのまま維持して、天井を高くして光と太陽と四方からの通風があるようにするが、主病室は自在間仕切り装置でさらに小さく仕切って個々のベッドが隔絶でき、あるいは回復期の患者を四人か六人の小区切りにまとめたりすることができるように計画されている。廊下を病棟の外におくことで、従来とは異なる空気循環を提供することができ、また北側に設置されている洗面所などすべての衛生設備に出入りしやすくなり、南向きの窓はすべて開け放つことができるようになった。さらに各病室には新しい特徴が二つ加えられている。一つは各病室の中央に近い位置にある処置室であり、もう一つは張り出したサンルームで、南と西を向いていて、すべての病室からテムズ川と議事堂の眺望が楽しめる。

外来患者（ロンドンの他のどの病院よりもセント・トーマス病院の外来患者は多い）は、ランベス・パレス通りから新しい玄関に入り、待合室に入るとすぐ川がながめられる。要するに、外来患者は現在の外来の一階の大部分を占めるであろう。理事室と礼拝堂は中央の位置を占めるが、主病棟の採光をできるかぎり妨げないように後方に退けられ、現在の階層よりも高いところへ移される。

暖房については、テムズ川の水を利用して、熱ポンプ方式による病院と、その付属建物の全館暖房の可能性について、研究が進められている。外来診療部、手術室、その他所要の部分には完全空気調節が行われなければならないが、それは、上述の部屋に空気が入る前に空気中のごみを除去するという、最も近代的な方法を使っている。病室は低温放熱板によって暖房されるが、社交上必要なところには臨時にガスか電気ストーブで暖房することもあろう。

手術室は各階に二室あり、共同滅菌室を一部屋共有している。それは清潔回路と不潔回路が分離されていて、間違うことのないように明瞭な行動線がつけられていて、いつでも滅菌室に出入りできるよう設計されている。

こうした計画はすべて、病院の本来の仕事のじゃまにならないように順を追って実行できるように配慮されなければならない。現在の病室の少なくとも一棟は、ある期間「列車交換駅」として残しておき、改築中に逐次病室から移動する患者と職員の世話をすることになろう。この改築計画によって一〇〇〇床の教育病院ができるが、他に自費患者のための病床が加えられる。このような基盤に立って病院は再建され、患者の世話と医学の発展のために、その歴史的な仕事を続け、かつ発展させていくであろう。

政府に移管されたとき、大教育病院の看護がどのような影響を受けるかの予言はむずかしい。しかしそれがどのように制約されようとも、奉仕精神の伝統を維持することは許されたいものである。これを可能にするためには、看護婦長は依然として看護教育の志願者を選択する権限をもたねばならない。この養成教育のすべての舞台から看護婦長が引退したら、正しい選択をするのにより適した者は他にだれがいるだろうか。政府は患者のために最善を望んでいる。だから看護基準はこれまでのように高いところに維持されなければならない。この苦痛は、戦争中の数年間、看護学生が扇形区域に散らばって教育の続行が中断されたときに、ある程度経験されたことである。しかしこうしたことは昔の話であってほしい。ナイチンゲール看護婦養成学校は、国内で最初にできた看護学校で、毎年約一〇〇人の定員に対して一一〇〇人以上の志願者を受けつけているが、最善を尽くして人類に奉仕する看護婦の養成を今後も続け、またこの国の保健事業の心臓部であることを続けていかなければならない。賢明な政府のことであるから、それは考えられていくであろう。

　提案中の医療国営事業★[65]が将来の医学生の獲得にいかなる影響を与えるか、その判断はもちろんまだ早すぎる。医学は、過去においてひきつけたタイプの若者を、今後もなおひきつけるであろうか。もしひきつけるとすれば、そしてもし医学部長がこれまでと同じように医学生を選択する権限を許されるならば、この病院の国有化によるこの面での心配は何もない。セント・トーマス医科大学はその個性を保ち、かつロンドン大学の欠くべからざる一部分をな

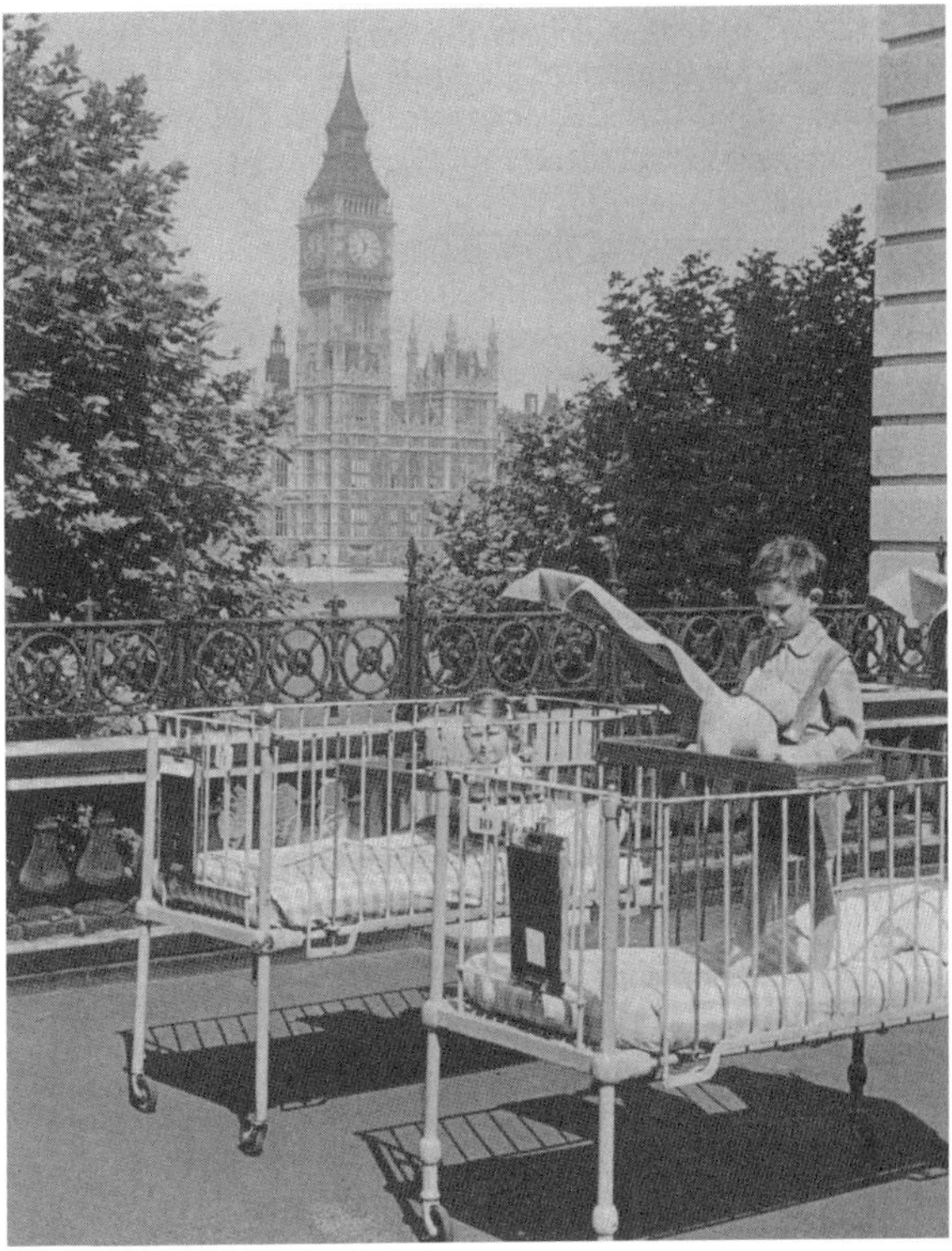

ウエストミンスター宮殿は病院の生命のシンボル以上のものとなっている。
しかしセント・トーマス病院の職員の精神と、
患者の深い信頼はいつまでも残ることであろう。

すであろう。

貧しい病人のための局地的、地方的な仕事ばかりでなく、セント・トーマス病院は、常に非常に広範な影響を及ぼしてきた。その医師や看護婦は国内のいたるところで、そしてさらに世界のあらゆる国々で活躍している。患者もまた英国のあらゆるところからセント・トーマス病院へやって来ている。新しい国営医療では、来院する患者の居住地域にある程度の制限が加えられるかもしれない。しかし、この学校で教育された人々に宿っているセント・トーマス精神は、なんらの制限もなく広がっていくことであろう。

患者についてはどうか。幾世紀にもわたって患者がこの篤志病院を信頼してきたのは、すべての真の英国人気質のなかに、伝統に対する深い愛情があるからであり、そしてまたほとんど八世紀にわたってロンドンっ子が、セント・トーマス病院は自分を迎え、自分に必要な治療を施してくれるところであると、かたく信ずることができたからである。

患者はこれをあの電撃戦の間に証明した。あのとき患者は、単に自分のかかっている科が爆破されたからという理由だけで、平日の決まった診療を断られたのを承知しなかったのである。彼らにとっては、内科医や外科医が僧衣をまとっていようと、白衣を着ていようと問題ではなかった。幾世紀を通じてロンドンっ子は、セント・トーマス病院の看護シスターに

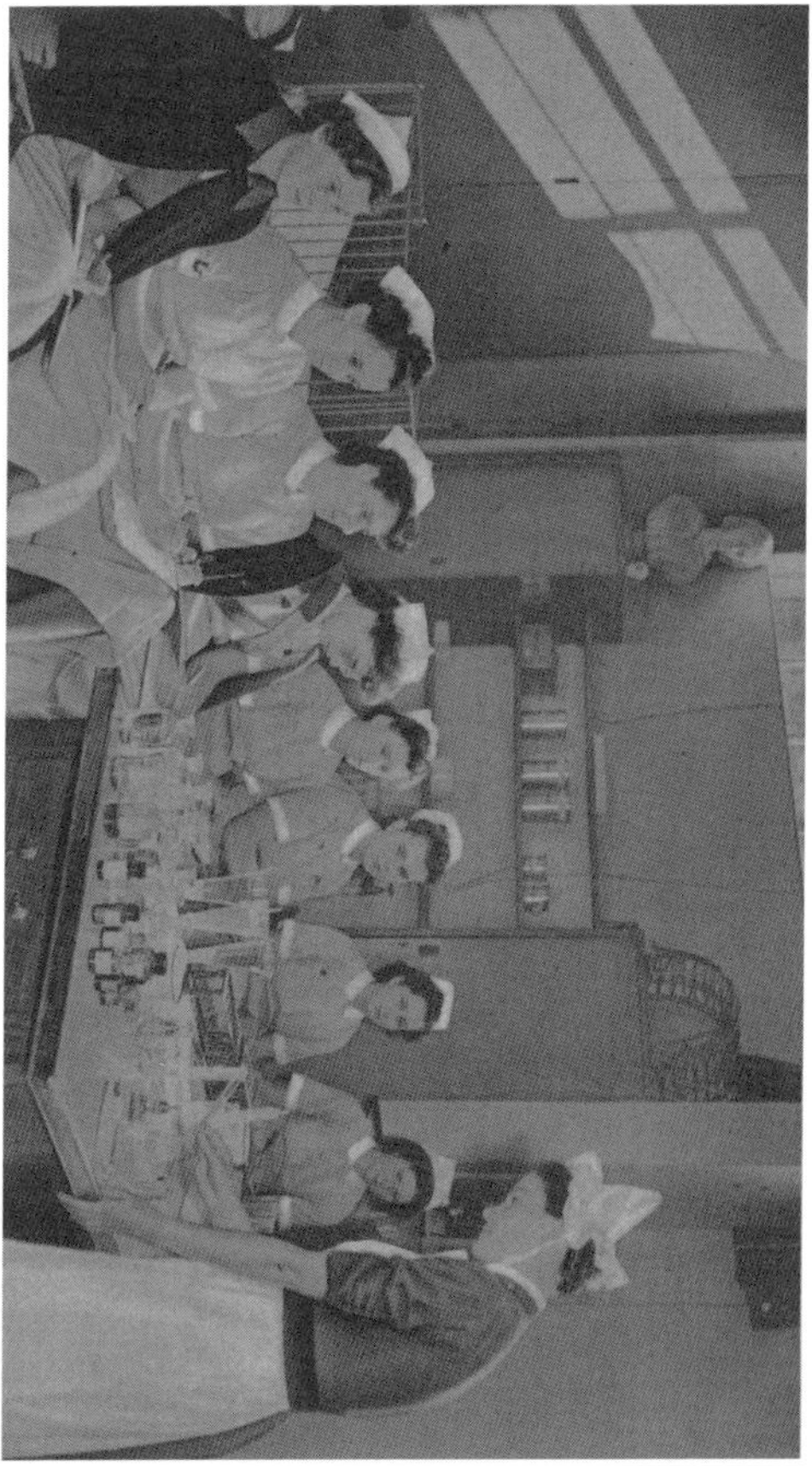

看護学生たちは今は、親病院へ帰ってきた。新しい秩序のもとで、ナイチンゲール看護婦養成学校にはいつまでも、奉仕の仕事を続けてもらいたい。

なじんできた。尼の服装をしたシスターにも、今日の青と白の水玉模様の服を着たシスターにも。明日はどんな制服をつけようとも、彼女らは何よりもまず、依然としてセント・トーマス病院のシスターであろう。彼女らは今後もミス・ナイチンゲールとしてフロレンス・ナイチンゲールに見習っていくであろう。彼女らにとって看護ということは、依然として一つの使命であって、高級職業とは別のものであるにちがいない。

これはおそらく、ロンドンが続くかぎりセント・トーマス病院は過去の輝かしい偉業にふさわしい病院であり、さらにこの偉業を光り輝かせるであろうということを、最も確実に保証するものである。

## 訳者注

★1　**黒死病**　Black Death　現在の腺ペスト。一四世紀には黒死病と呼ばれた。病人のからだが暗色の斑点でおおわれたからである。この病気はアジアから来て、一三四七年頃、地中海のキプロス島を襲った。一三四八年一月には南フランスのアヴィニヨンで猛威をふるい、八月には英国のドーセット海岸からデヴォン州やサマセット州の平野に向かって広がった。死亡率が非常に高く、ヨーロッパの人口の三分の一（約二五〇〇万人）が死んだであろうといわれる。英国ではとくに流行が持続的で、一三四九年には下火になったが、翌年また勢いを盛り返して、この国の人口を約四〇〇万人から二五〇万人に減少させたという。

★2　**バラ戦争**　Wars of the Roses（一四五五〜八五）　赤バラと白バラを紋章とするランカスターとヨークの両家の王位継承争いで、前者のヘンリー六世（一四二二〜六一）に対するヨーク公の争いにはじまり、チューードル王朝の始祖ヘンリー七世（一四八五〜一五〇九）とヨーク家のエリザベス姫との結婚によっておさまったが、この戦争には英国中の貴族がほとんど参加して傭兵を使って戦った。以後、貴族の勢力は衰え、国王の絶対主義政治が行われることになった。

★3　**修道院の解散**　Dissolution of the Monastries　ヘンリー八世（一五〇九〜四七）は、王妃キャサリンとの離婚を強行したため、法王クレメンス七世と不和になり破門を受け、正式にローマ・カトリック教会から分離した（一五三四）。かつて法王から信仰擁護者との称号をもらった彼は、新興の宗教改革運動にくみせず、カトリック教会を守ったが、一方、服従せぬ旧教徒も断罪するという中道政策をとった。ことに一五三六年と三九年の二度にわたって、年収二〇〇ポンド以下の小修道院をすべて解散させ、その財産を没収して、これを腹心の部下に与えて新貴族をつくって身辺を守らせた。こうして彼は英国国教会の首長および相続者たる国王の大権を確立し、カトリック大寺院も彼に服従して英国の教会改革が行われた。

★4　**ロンドンの疫病と大火**　本文第4節に詳出。なお参考書として、J.リーサー著『ロンドンの恐怖』（筑摩書房、世界ノンフィクション全集四九巻）がある。

★5　**スティーブン王の治世**　Stephen（一一三五〜五四）　ヘンリー一世（一一〇〇〜三五）がその娘マチルダを王位継承者に指定したが、王の死後もう一人の王位僭称者が不意に現れた。これがウィリアム征服王（ノルマン征服の項

［★8］を参照）の孫にあたるブロア伯スティーブンである。彼は少数の貴族やロンドンの住民に推されて王位についたが、国内はマチルダ派とスティーブン派に分裂して無政府状態を招いた。彼は正義の実行ができないおとなしい国王だったので、いたるところに王の許可なしに城砦が築かれ、ロンドンは自由市を宣言し、領主たちは人々に拷問をかけたり、火あぶりにしたりの兇行を演じた。そうしながらもこれらの貴族強盗どもは、地獄に落ちることを恐れて、われ先にと僧院を寄進し、スティーブン王の治世中に一〇〇以上の寺院が建立されたといわれる。セント・メアリー修道院も、こうして建てられた寺院の一つと思われる。

★6　**トーマス・ア・ベケット**　Thomas à Becket（一一一八？〜七〇）　ロンドンの富裕な商人の息子で貴族風に育てられたが、家の没落後、カンタベリー大司教テオバルドの秘書となった。テオバルドは彼を、外国生まれの若い君主ヘンリー二世（一一五四〜八九）の側近に推薦した。彼はヘンリー二世と水魚の交りをするようになり、国璽尚書《こくじしょうしょ》（国の印章を保管する官職）に任命された。王は、高尚な冗談にもその相手を務め、仕事にもすばらしく有能なこの若き大臣を重用した。スティーブン王の死後、秩序が非常に早く回復したのは、大部分ベケットのおかげであった。大司教テオバルドの死後、ヘンリー二世はベケットをカンタベリーの大司教に任命した。彼は、完全な大臣であったと同じくらい、今度は完全無欠な聖職者になろうと努力し、余生を宗務と祈祷に捧げた。のち、裁判権をめぐって王と対立し、あくまでも教会の裁判権を守ろうとして、ついに王の差し向けた騎士により刺された。

　ベケットの死は、ローマにとって精神的な勝利をもたらし、王は法王に屈し、教会裁判所の問題は平和裏に解決した。一一七三年、トーマス・ア・ベケットは聖徒の列に加えられた。なお、人々は殉教者ベケットの味方をし、カンタベリーへの巡礼は三世紀の間、ひきもきらないほどであった。チョーサーの『カンタベリー物語』は、この巡礼たちの物語である。

★7　**セント・トーマス・スピタル**　St. Thomas's Spital　セント・トーマス病院の元の名前。Spital は hospital の頭音消失形。現在は廃語。

★8　**ノルマン征服**　Norman Conquest　ノルマンはスカンジナビア半島からデンマーク方面に居住していたゲルマン民族の一派デーン人である。船に乗って盛んにヨーロッパ各地を侵略した。彼らは性格が荒々しく、好戦的で、ヴァイキングとして恐れられていた。西フランスは沿岸をおかされるのでノルマンジー地方（英国海峡に面した北フランス地方）を与えて、ノルマンジー公にとりたて、その侵略を避けていた。

　ノルマン人はこの新居住地で、勇気と残忍性を失うことなく、知識と優雅を身につけた。キリスト教に改宗し、牧師のもつ知識を獲得し、フランス語を話し、その言語に品位と貫禄を与えた。彼らは武術にすぐれていたと同様に、ノルマン貴族は優美な態度や巧妙な話術で有名になった。

このすばらしい人種の近隣の英国は、早くからその影響を受けはじめ、征服以前から英国の諸公はノルマンジーで教育を受け、そのフランス語はウエストミンスター宮で話されるようになった。一一世紀になってノルマンジーの一公爵が英国の王になろうと考えるにいたる。英国の正統の王エドワードはノルマンで成人したが、ノルマンジー公ウィリアムは、この期間に彼が王位継承を約束したと主張して大挙侵入（ヘイスティングスの戦い）、軍事行動と外交的かけひきを駆使して、ついに英国の王位につき、ノルマン王朝をひらいた。これをノルマンのイングランド征服という（一〇六六）。

★9 **聖オーガスチン** St. Augustine（三五四～四三〇） 古代末期の代表的神学者で、その思想は長く中世キリスト教学説の主流となった。著書『神国論』はキリスト教的見地に立って、全世界歴史を考え、神の国と地上の国をはっきり分け、教会は地上における神の国の映像であり、教会によって神の国に入ることが人生最大の幸福であると説いた。

★10 **聖フランシス** St. Francis（一一八二～一二二六） イタリア中部ウンブリア地方の町アッシジの富裕な商人の子。はじめ父の富を消費して放蕩にふけったが、二〇歳の頃に大病をして発心し、父の財産を捨て、物乞い僧となり、裸足で聖書を説き歩いた。原始キリスト教の昔を理想とし、純朴な自然を重んじ、慈愛をもって社会救済に努めた。そして修道院の隔離性を打破しつつ、清純な社会化を完成し、フランシスコ派の創立者となった。

フランシスコ派の修道士たちは灰色の粗末な衣服をまとっていたので、灰色の人（the Grey）と呼ばれた。

★11 **ラヘール** Rahere（?～一一四四） セント・バーソロミュー病院の創設者。ウィリアム征服王の時代の人。一一二〇年頃ローマに巡礼し、マラリアに罹患。その回復期に貧困者のために病院を建てることを誓った。使徒バーソロミューが現れて、教会と病院をスミスフィールドに建てるように告げたためという。ロンドンに帰ってから、ヘンリー一世の許しを得て、一一二三年に現在地に病院を創設した。

★12 **ヒエラ・ピクラ** Hiera Picra hiero = holy 神聖な。Picra = bitter にがい。

アロエ(aloe)：ユリ科の多年生多肉植物。「医者いらず」。薬を煮詰めたものはアロインやアロエモジンを含み、内用・外用の万能薬と称される。

マスチック・サフラン：アヤメ科の球根植物。めしべを摘みとって乾燥したものを、通経剤、鎮痛剤とし、また香味料としても賞用される。

インド・ネーブル：ミカン科の植物で、その果皮を薬用とする。芳香性健胃剤、止瀉薬（去痰剤）として使用する。

果実香（Carpo balsam）：マメ科の高木の皮部より得られる樹脂。局所の興奮剤、保護剤、殺菌剤。

アッサラム（assarum）：チグリス川中流地域の古代都市アッシュール地方に産生されたとする植物で、春季に椎葉を採集して煎剤として使用された。延寿長命を目的としているが、主植物は茶葉にして飲用する。有効成分はカフェイン、プリン族アルカロイド等。強心、興奮、利尿、疲労回復作用がある。

★13 **発汗病** Sweating sickness　一四八六年、一五〇七年、一八年、二九年、五一年にイングランドを襲った不明の疾患で、死亡率が高かった。インフルエンザの一種か別の疾患かは、その後急速に収束してしまったので今日なお不明。

★14 **サレルノ** Salerno　イタリア、サレルノ州の中心都市。ナポリの南三二マイルにある。同地のサレルノ学校は中世に栄えた有名な医学校である。それが重要なのは、ギリシャ、アレキサンドリアの医学知識の保持に貢献したばかりでなく、あらゆる学問の知識が衰退していた時期に、古代と近代を結びつける役割を果たした点である。一八一一年にナポレオンの勅命によって解散した。
この学校が最盛期にあった時期に、この町はヒポクラテス市として有名で、多くの人をひきつけたが、ウィリアム征服王もその一人であった。

★15 **特別塗注油式** extreme unctions　臨終のときの儀式。からだに油を塗る。教義に献身の象徴として司祭が来院して行う。

★16 **聖霊降臨祭** Whitsunday　復活祭後の第七日曜日。キリストが十字架にかけられたあと、約束の聖霊が弟子たちのところへ降りたとされる日を記念して行う祭り。年によって日が異なるが初夏の頃。

★17 **カンタベリー物語** The Canterbury Tales　英国詩の父チョーサー（Chaucer 一三四〇？～一四〇〇）の作品で、彼はこの作品によって中世英語を完成した。
カンタベリーの殉教者トーマス・ア・ベケットの祠におまいりする人々が、偶然ロンドンの旅館に集まったので、旅の間の退屈しのぎにとそれぞれ物語りをすることに決めた。集まった人々は騎士・修道尼院長、農夫、医者、神学生、料理人、おかみさん、粉屋、大工など、貴賤老若、あらゆる階層である。その口を借りて古今東西のさまざまな物語――騎士物語、聖者の伝説、庶民の逸話、寓話、格言、恋物語など――が語られる。英国の当時の時勢、風俗を知る資料ともなる。

医学博士についての記述は、プロローグで、集まった人々を紹介するくだりにある。

「われわれの仲間にはまた医学博士が一人いた。医業と手術にかけては、世界じゅうに彼ほどの者はいなかった。それも天文学に造詣が深いからである。彼は占星術に従って患者の生れ月日や時刻を微細に調べた。その患者の生まれた時刻に地平に昇った星が何星であったか調べて、その星でその病人の運勢を占うことを知っていた。

いかなる病気の原因も知っていた。それが熱気か寒気か湿気か乾気か、またどこにそれが生ずるか、またどんな体液の性質かを知っている。彼は実に完全な医者であった。原因と病気の根元がわかりさえすれば、ただちに病人に治療を施した。自分の取りつけの薬剤師に用意させて生薬や舐剤《しざい》をとどけさせた。おたがいの儲けとなるからだ。この両者のつきあいは昔からのことである。昔からの医薬の神や有名な医者のことをよく知っていた。古代のエスキューラピウスや、デーイスコーリデスや、エクリューフスや、古代のイポクラースや、ハーリーや、ガーリエン、セラーピオン、ラズイースや、アヴィセン、アヴェロイス、ダマセエンや、コンスタンティーン、ベルナルドや、ガーテスデンや、ギルベルティン。

彼は食事には節度を守り、食べすぎず、栄養をたくさんとり、消化のよいものを食べた。聖書の研究はあまりやらなかった。

琥珀織や薄絹織で裏地をつけた真紅色や空色のきれの衣服をつけていた。だがしかし彼はともかくも倹約なもので、悪疫流行の時代に手に入れたものをまだもっていた。薬剤に入れる金は強壮剤であるから、彼はとくに黄金を愛したのであった。」（西脇順三郎訳による、筑摩書房、世界文学大系8、一九六一）

★18 **キャムデン協会** Camden Society 歴史や古代の資料を出版する目的で一八三八年にロンドンに設けられた協会で、William Camden を記念して名づけられた。一八四七年に最初のシリーズ一〇巻を出版し、一九〇〇年に六三巻の第二シリーズを出し、以後つぎつぎと出版を続けた。

★19 **トーマス・スペチル** Thomas Spetylle Spetylle は Spital の古語。トーマス病院。

★20 **九柱戯場** skittle alley 九柱戯 skittle というのは、今のボーリングに似た遊びで、九本のピンを立て、離れたところからボールを転がしてピンを倒す遊び。多く倒した者が勝つゲーム。

★21 **クロッシュバンク** closhbanc closh は一五～一六世紀に行われた遊戯で、多くの柱を倒してボールを転がすゲーム。九柱戯と同じような遊び。Closhbanc はこの遊びをするグランド。『はやぶさ屋』（Faucon Tavern）というのは、居酒屋か宿屋。

★22 **スペインの脅威** 当時世界を風靡したスペインのフィリップ二世は、たまたま国を追われていたスコットランドの女王メアリーを擁立しようとして、エリザベス女王の廃位をはかったが、これが事前に露見し、メアリーは処刑された（一五八七年）。これに怒ったフィリップ二世は、ついに英国を征服しようと決意、ヨーロッパ第一を誇る無敵艦隊を英国海峡に出動させた。結局エリザベスは海将ハワード率いるホーキンス、ドレーク、ローリー等に無敵艦隊を覆滅させた（一五八八）。こうしてスペインの計画は頓挫し、国勢は衰えた。一方、英国は海上権を握って海洋国家、植民帝国を形成する契機となった。

★23　**病院僧**　hospitaller　ロンドンの病院つきの礼拝堂の聖職者をいう。のちに出てくるように、病院のその他の仕事、とくに貧困な病人の世話をした。

★24　**アブルカシン**　Abulkasim（?～一〇一三）　Abul Quasim, Abulcasis とも綴る。スペインのコルドバのアラビア人外科医。外科の教科書を著し、イタリア、フランスにおける外科の復興に貢献した。

★25　**ラ・ロッシェル救援のためのバッキンガム公の悲惨な遠征**（一六二七）　バッキンガム公は美貌であるというだけでチャールズ一世に愛されて大臣になったが、外交家でもなければ、将軍でもなかった。彼の対外政策は軽率で支離滅裂だった。なかでもラ・ロッシェルのユグノー（フランスの新教徒）を鎮定するために、英国の船乗りたちの救援を約束してラ・ロッシェルを攻撃したのは狂気の沙汰といわれる。これは、旧教国フランスと同盟を結ぼうとした際、仏宰相リシュリューがドイツに対抗して新教派にまで同盟を求めようとしたので、そのリシュリューに対抗して出兵したのであるが、結局英仏間の同盟は実現しなかった。

★26　**不潔病室**　Foul Ward　性病病室。この場合、性病は梅毒のことで、フランスから流行してきたことからフランス病ともいわれた。great pox ともいう。これに対して天然痘を small pox というのは本文にあるとおり。

★27　**オランダとの戦争**　英国は権益を外国にも求め、航海条例（一六五一）を発布してオランダの商業活動を圧倒した。条例の目的は、英本国および植民地の貿易からオランダ船を閉め出すことにあり、その結果、自国の生産品をもたず、もっぱら仲買いを主とするオランダ船は大打撃を受けた。このためにオランダとの間に戦争が起こり（一六五二～七四）、結局は英国が勝利をおさめた。

★28　**クェーカー教徒**　一七世紀中頃、英国における宗教的闘争の渦中に生まれたキリスト教の一派。創始者はジョン・ホックス。信仰箇条をかかげず、神父も牧師もたてず、聖霊の直接的な指導を感受するのが主眼で、集会では霊感に満ちた者が立って信仰の勤めをした。クェーカーというのは、この霊感に震える信者の様子から出たあだ名である。

★29　**グァヤック飲料**　guiacum, guaiacum, guajac　グァヤックは Lignum sanctum というインド産の木。その樹皮の煎割は通常の飲料のかわりに用いられる。

★30 **外科トレイ** skillet carrier 外科手術に際して器械をのせる盆と思われる。現在の諸科で使われているトレイ一般とは違うらしい。

★31 **ベーコン** Francis Bacon（一五六一～一六二六） 英国の哲学者、法律家、文人。彼は当代に比べる者のない学究の徒で、中世的な考え方から脱却して、新しい科学的、哲学的体系の樹立をめざしていた。組織的な方法論と実験と、誤謬の原因の分析を基礎として、近代科学を発見した。

★32 **ハーヴェイ** William Harvey（一五七八～一六五七） 血液の循環を発見した。

★33 **シェークスピア** William Shakespeare（一五六四～一六一六） 英国の劇作家。英文学における最大の作家であるのみならず、以後のヨーロッパ文学に対して、彼を抜きにしては考えられぬほど偉大な影響を及ぼした。

★34 **ニュートン** Isaac Newton（一六四二～一七二七） 近代自然科学を確立した。彼の、光の分散、微積分法、万有引力の法則は大発見と称され、著書『プリンシピア』（一六八七）はその力学の全体系を収めた不朽の大著である。

★35 **レン** Sir Christopher Wren（一六三二～一七二三） 英国の建築家。オックスフォード大学の天文学の教授（一六六一～七三）。建築に没頭し、フランスの感化を受けた。代表作としてロンドンのセント・ポール教会再建（一六七五～一七一六）の他、教会、劇場、図書館など、多くの作品がある。

★36 **南海の泡** South Sea Bubble 一七一一年英国で、スペイン領南アフリカとの貿易の独占権を得て設立された South Sea Company が、国債の引き受けを条件に大宣伝をして、一〇〇ポンドの株が一時に一〇〇〇ポンドにもなったが、事業の不成績が暴露して株が大暴落し、一七二〇年に会社が破産し、多数の倒産者を出すにいたった事件。

★37 **通告節** Lady-Day 大天使ガブリエルが、聖母マリアにキリスト降誕を通告したことを記念して行う祭り。三月二五日に祝われる。

★38 **マイケル祭** Michaelmas 大天使ミカエルと守護の天使の祭りで、九月二九日に祝われる。

★39 **パイント** pint・**クォート** quart 一パイントは約〇・五七リットル。一クォートは二パイント。

★40 **キーツ** John Keats（一七九五～一八二一） 英国のロマン派の詩人。ロンドンの貧しい家に生まれ、一〇歳頃に父母を失い、一家の中心となって働かねばならなかった。クラークという私塾に学び、古典語を勉強した。ギリシャ神話を熟読、ウェルギリウスの『アエネーイス』の散文訳を試みたりした。このギリシャ、ラテンの教養が、詩人キーツの大きな詩の泉となった。詩人シェリーに認められたが、当時の人々には不評であった。一八一八年、長詩『エンディミオン』を発表。一八一九〜二〇年にはおどろくべき才能が一時に咲き出た年で、ロマン主義の情緒の濃い絶唱が出た。一八二〇年九月、病に倒れ、翌年二五歳という若さでイタリアに客死した。死後、名声が次第に高まり、今日ではロマン派の代表的詩人として不動の地位を占めている。

★41　**ヘンリー・スティーブンス**　Henry Stephens　この人物については不詳。

★42　**うるわしきものは永遠に喜びなり**　A thing of beauty is a joy for ever.　キーツの詩『エンディミオン』の冒頭の句。この詩は理想美を追い求める詩人の内心のめざめを象徴的にうたったものである。

★43　**サマセット・モーム**　William Somerset Maugham（一八七四〜一九六五）　英国の小説家、劇作家。パリに生まれる。早くから両親を失って牧師の伯父に引きとられた。肺を患い、なおってからセント・トーマス病院で医学を学び、『ランベスのリザ』で認められて文学に転向した。『月と六ペンス』（一九一九）、『剃刀の刃』（一九四四）、『カタリナ』（一九四八）、『雨』、『一葉の震え』、『人間の絆』などは有名である。彼の作品は第一次世界大戦前後からとくに注目されだし、今日にいたってなお人気の衰えをみせていない。人生を傍観するといった人生観をもっている。

★44　**クリミア戦争**　the Crimean War（一八五四〜五六）　近東におけるロシアの南下策を阻止するため行われ、英国・フランス・トルコ対ロシアの戦争である。フランスのナポレオン三世は対外膨張政策の一環としてトルコに迫り、そのエルサレム聖地の管理権をローマ教徒に与えさせた。かねてから南下の野心を抱いていたロシア皇帝ニコラス一世は、トルコに対してその領内のギリシャ教徒保護権を要求したが受け入れられなかったので、一八五三年トルコに宣戦した。これに対し、翌年ナポレオン三世は英国と同盟してトルコを援け、両国の連合軍はセバストポール要塞（クリミア半島南端）を包囲した。要塞はなかなか陥落させることができなかったが、のちサルジニアの援兵を得てついに陥し（一八五五）、翌年パリ条約が締結された（一八五六）。これによりロシアの南下策は挫折し、英国の東方政策は進み、フランスは国威をあげた。

★45　**神慮院**　Maison de la Providence　神の家の意。

★46　**ラッセル**　Sir William Howard Russell（一八二〇〜一九〇七）　英国のジャーナリスト。ダブリンに生まれ、そこのトリニティ・カレッジ卒業後、一八四三年『ロンドン・タイムズ』で記者生活に入り、クリミア戦争、イタリア独立戦争、南北戦争、普墺戦争、普仏戦争、その他の諸戦役に報道記者として活躍し、一八九五年ナイトに叙せられた。

★47　**シドニー・ハーバート**　Sidney Herbert（一八一〇〜

六一）　英国の政治家。サリー州、リッチモンドに生まれる。オックスフォード大学に学ぶ。クリミア戦争当時の陸軍長官（一八五二～五五）。五九年に再び陸軍長官となったが、激務のため健康を害し、六一年死亡。

★48　**スクタリ**　Scutari　現在のトルコのユスキュダル。ボスポラス海峡を隔てて、イスタンブールの対岸。クリミア戦争の際に、英国軍の病院のあったところ。

★49　**ニュー・サウス・ウェールズ**　New South Wales　オーストラリアの一州。

★50　**ランベス**　Lambeth　ロンドン西南部の自治区。新しいセント・トーマス病院の所在地。テムズ川をはさんで、国会議事堂の対岸地区。

★51　**婦人指導員**　Lady Almoner　Almoner は病院の医療社会事業に従事する人で、通常は女性。米国では medical social worker という。

★52　**物理療法**　physiotherapy　ギリシャ語に由来する本体の語源はむしろ「自然療法」。

★53　**デーム**　Dame　男性の Sir に対応する称号。

★54　**デーム・アリシア**　Dame Alicia　Dame の称号をもっている人のときには、男性の Sir の場合と同様に姓を略するのが礼儀とされている。

★55　**ミュンヘン危機**　Munich crisis（一九三八）　一九三八年ナチス・ドイツのヒットラーはチェコスロバキア（当時）のズデーテン地方の併合を企てたため、両国間の緊張が高まった。そして国際的にも戦争の危機が迫ったので、同年九月二八日、英国首相チェンバレンをはじめ、フランスのダラディエ、イタリアのムッソリーニとヒットラーがドイツのミュンヘンで会談した。その結果、ドイツがズデーテンを併合することを認めて国際危機は一応回避された。これをミュンヘン危機という。

　しかし、ヒットラーに対するこの宥和政策は一時のがれのもので、彼はつぎつぎに近隣の併合を要求したため、ついに翌三九年九月、第二次世界大戦が起こったのである。

★56　**警防団組織**　A.R.P.（air-raid precautions）　一九三八年に組織された民間防空組織。

★57　**チェンバレン**　A.N.Chamberlain（一八六九～一九四〇）　英国の政治家。一九三七年首相となり、翌三八年のミュンヘン会談でドイツのヒットラーのズデーテン要求を認め、軟弱外交として非難された。三九年九月三日ドイツに宣戦したが、ノルウェー作戦の失敗を攻撃されて、四〇年にチャーチルに首相の地位をゆずり、間もなく病死した。

★58　**MB学級**　Medicinae Baccalaureus class　the first M.B. class は Bachelor of Medicine になる課程の一年生。

★59　**ジェリコ**　Jericho　病室の名前。ジェリコは死海の北にあるパレスチナの古都。本文29頁にあるように、セント・トーマス病院では各病室の名前を聖書からとっているものが多い。

★60 **大司教の庭園** Archbishop's Gardens ランベス宮の庭園。ランベス・パレス通りを隔てたセント・トーマス病院の向かい側にある。ランベス宮は、カンタベリー大司教の住居。

★61 **医学得業士** M.B.（★58）参照。

★62 **外科得業士** B.CH. Baccalaureus Chirurgiae（Bachelor of Surgery）

★63 **対日勝利の日** VJ-Day（Victory Over Japan Day）日本に勝利した日。この言葉は一九四五年八月一四日、ポツダム宣言が無条件に受諾された前後に、ワシントンにてよく使用された。第二次世界大戦が日本の降伏をもって終わったことを示す日付である。

★64 **飛行爆弾** flying bomb 第二次世界大戦末期に登場したドイツの秘密兵器。爆弾を積んだ小型無人飛行機で、ロケットを使用して大陸から英国を攻撃した。Ｖ１号と呼ばれた。

★65 **（英国の）医療国営事業** 英国では一九四八年七月（スコットランドでは一九四七年）、国民保健事業法が施行されて、包括的な保健事業として国籍、住所、保険資格に関係なく、必要に応じてすべての人々に医療を行うものとして発足した。この事業には、病院と専門医による医療、患者の選択したＧＰ（総合診療医）、家庭医および歯科医による医療、地方当局による保健事業（母子福祉、助産、巡回保健、自宅看護、病気や妊娠等の家事手伝い等）が含まれる。この事業の経費は国庫負担で、若干が地方税負担であり、利用者は無料が原則であったが、一九五一～五二年度予算以来、処方箋の交付、入れ歯、眼鏡などの支給には料金を徴集することになった（一九七四年当時）。

この制度では、国民はまず自分の居住する地区（一種の学区制のようなもの）の家庭医の一人に登録する。病気になったときには、この登録した医師にしかかかれない。この医師が必要と判断したときには、病院に患者を送るが、この病院もやはり地区制になっていて、何人かの開業医について一つの病院が指定されている。したがって病院へ来る患者の居住地域も限定される。

セント・トーマス病院も、修道院の奉仕事業からついに国営病院へと変わってきたのである。このことを述べた本文のはじめの記事の原文をここに揚げる。

Now, after centuries of unremitting voluntary service to the citizens of London, St.Thomas's is on the threshold of a new career under State control. Verily, the old order changeth……

# セント・トーマス病院
# ナイチンゲール看護婦養成学校一〇〇年のあゆみ

福田邦三・永坂三夫・久永小千世［訳］

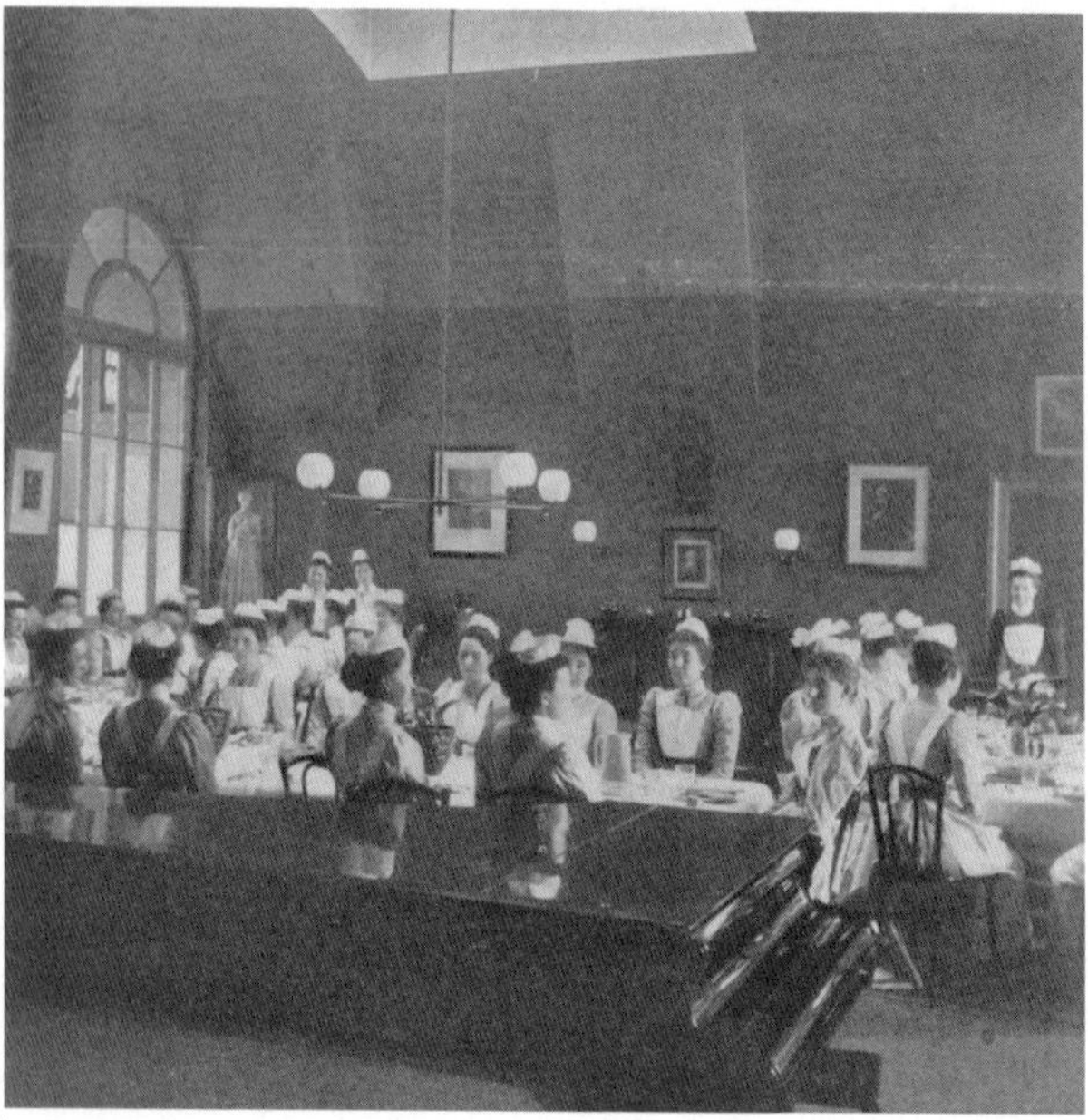

The Nightingale Home and Training School (1907-1912)


**The Nightingale Training School for Nurses**
**St. Thomas' Hospital 1860-1960**

Privately Printed
for the Nightingale Training School for Nurses
1960

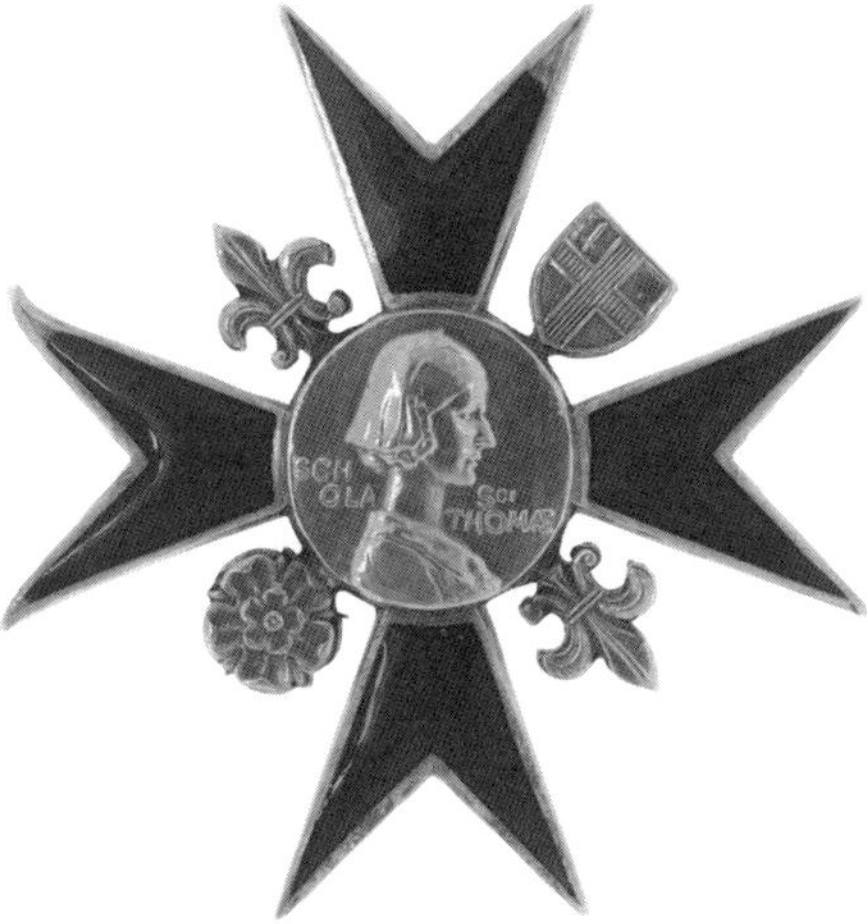


ナイチンゲール看護婦養成学校の校章

バッジの図柄はエルサレムのセント・ヨハネ病院*の管理騎士の楯印である八尖（先が八つに分かれた）十字章から取ったものである。この十字章の四つの腕は基本徳——思慮、節度、正義、および堅固を象徴しており、その尖った八つの先は、これらの徳性の実践から出てくる幸を表現している。十字章の青色はナイチンゲール功章の綬の色を選んだ。チュードルのバラ、フランスの国章のユリおよび聖パウロの剣を画いた楯章の四つを配置したのはセント・トーマス病院の紋章にちなんだものであり、中心の円板にはナイチンゲールの横顔、それをはさんでセント・トーマスおよび学校と刻んである。

*第一回十字軍が聖地エルサレムを確保したのち、ナポリの富商が、そこに病院と教会を建てて聖ヨハネに捧げ、傷病の騎士たちの治療につくした。その管理をゆだねられた騎士たちが聖ヨハネ・ホスピタラーまたは聖ヨハネ騎士と呼ばれた。後にトルコ勢に押されてロードス島に、ついでマルタ島に退避した。

ナイチンゲール看護婦養成学校
一〇〇年記念　一八六〇～一九六〇

今を去る一〇〇年の昔、
セント・トーマス病院に年若き一五人の婦人来たりぬ
フロレンス・ナイチンゲールの設立したる新しき学校に
看護婦たる養成を受くべく入学し来たる第一回見習生なり
かの入学生こそ、英国にて組織化されし看護婦教育の出発たり
名誉ある職業なりと看護を認識するにいたる第一歩たり

# 1 フロレンス・ナイチンゲール、学校設立を企てる

フロレンス・ナイチンゲールは、一八二〇年五月一二日、イタリアの町フロレンスに生まれた。彼女はその町の名をとって名づけられたのである。彼女の父は教養のある人で、娘フロレンスの教育に意を用いたが、それに劣らず彼女の母も、社交的な優雅さを娘につけることに気を配った。ナイチンゲール夫妻の協力一致の努力は、立派な社交的教養を備え、魅力にあふれた、才能豊かな若いレィディを育て上げた。

しかしながら、フロレンス嬢のような身分の高い若い女性なら、その才能をもって立派な

結婚にいたるのが世間一般の常識であったが、彼女はそのようなことに満足しなかった。両親は外国旅行その他の慰安で彼女の心を変えさせようと試みたが、これらの試みもすべて、彼女の大きな決心を変えることはできなかった。彼女は看護の仕事をすることを望んでいた。

彼女の考えに人々がどんなに驚いたか、今日では想像もつかない。一九世紀初期の看護婦は、せいぜい家庭的な親切な人で、付き添いの経験はあるが教育らしい教育はほとんど、あるいはまったくないといったありさまだった。最低の場合は手のつけられない大酒のみで、患者の世話をするというよりむしろ患者を放ったらかしておくことが仕事といった類の者が多かった。

長い努力をして経験を積んだ後、フロレンス・ナイチンゲールは父の賛成を得て、ある淑女ホーム（Home of Gentlewoman）の監督になることができた。彼女はドイツのカイゼルスヴェルトにあるプロテスタント系のディアコネス養成所[★1]（Protestant Deaconesses in Kaiserswerth）から、あるいはまたパリの病院で、多くのものを学んでいたが、彼女の念願は独自の考えを実行に移すことにあったのである。

彼女は一年間「婦人家庭教師のための療養所」（Establishment for Gentlewoman during Illness）ですごしたが、クリミア戦争が起こるに及んでトルコにおもむいた。傷病兵の看護を組織するうちに彼女は、家族の反対を押し切ってやっと得た実際的な経験を生かす機会を発見したばかりでなく、つい前年に発揮する機会を得たばかりの管理能力に対しても自信を得た。

一八五六年八月、フロレンスは、健康を害してはいたが、国民的英雄としてイングランドに帰った。彼女の業績に対する贈りものとして、一八五五年一一月二九日に一般国民の寄付金の申し込みがはじまっていた。彼女はこの基金を看護婦養成に捧げようと決意した。

彼女自身の経験からしても、良家の女性が看護法を学ぶために看護の実習をしたいと思っても、できるところはどこにもなかった。公立病院で最下層の女たちといっしょにならば経験的に学ぶこともできたであろう。宗教教団の管理する施設においては、カトリックでもプロテスタントでも、そのモラル面は高いが、初歩の衛生法や実際の看護基準はしばしば非常に低かった。実例のみによる教え方であった。講義とか授業による正式な教育はなかった。

フロレンス・ナイチンゲールは、学校を一つつくるために彼女の基金を使う決心をした。そしてそこでは、看護婦は、モラルの向上を促がすような雰囲気のなかで教育を受け、また有

★1　ディアコネスとは女性の執事のことで、家事の雑役に仕える者を指す。カイゼルスヴェルト学園では、教会の社会事業（貧しい人や病める人への奉仕）を行うディアコネスの養成のため、婦人会員に教師または看護婦の訓練を行っていた。

能な看護婦となると同時に、より立派な女性になることも学ばなければならない、というような学校を……。

はじめ彼女は、その学校をみずから管理したいと思ったが、健康を損ねていたのでやむなくこの日頃の念願をあきらめて、他に任せられる人を求めた。クリミアでの労働と病気に疲れ果て、さらにクリミアから帰還後、陸軍の再編成でもちあがった仕事の圧力のために、新しい冒険とそれに伴ういろいろな仕事にとても堪えられないように思われた。結局不本意ながら、彼女は学校の創立に必要な準備だけに身を投ずることにした。

# 2 ナイチンゲール基金審議会

審議会は、ナイチンゲール基金を管理するために数人の著名人をもって発足した。当初の九人のメンバーは以下のとおりであった。

C.H.ブレイスブリッジ殿

ウイリアム・ボウマン殿（英国学士院会員、英国外科医会員）

ジェームス・クラーク准男爵（医学博士）

シドニー・ハーバート閣下（国会議員）

ヘリフォート知事
陸軍少尉ジョシュア・ジェブ閣下（バス勲位★2）
H・ベンス・ジョーンズ殿（医学博士）
ジョン・マクネル閣下（バス勲位、医学博士）
エルズミア侯――一八五七年、その死後、代わってジョン・リデル閣下（第三級バス勲位、医学博士）

最初の書記はフロレンス・ナイチンゲールと縁戚関係にあった詩人、A・H・クラフであったが、一八六一年の彼の死後、その職務は従兄のヘンリー・ボナム・カーターに引き継がれた。彼は長年にわたって彼女に協力した。

審議会はこうして養成学校設立の交渉をはじめる局面を迎えた。養成学校は、フロレンス・ナイチンゲールの夢をもち、審議会メンバーの豊かな経験に支えられ、そしてどの施設を選んで交渉するにしても、その施設からは財政的に独立してやっていける安定性をもっていた。

★2　Knight Commander of the Bath　ナイトの位。入浴後にこの勲位を授けた習慣からこの名がある。

## 3 フロレンス・ナイチンゲール、セント・トーマス病院を選ぶ

フロレンス・ナイチンゲールは、彼女の学校をどこに置くかを決めなければならなかった。いくつかの問題が彼女の選択を左右した。

彼女はセント・トーマス病院に自分の計画に好意をもつ理事らを見つけたが、そのなかに王配殿下も含まれていた。殿下はヴィクトリア女王と共に彼女を熱烈に支持してくれた。病院の役員のなかにホイットフィールド医師がいた。彼は医科大学の薬剤師で、書記官を兼ね、同時に専任住み込み医師であったが、自分の全精力をもって彼女を援護した。

この病院の設立は古かったが立派に運営されていた。改築を必要としていたが、近い将来新しい建物を建てる情勢にあったことが、そこを選ぶ一つの理由であった。

問題の鍵は学校のために適当な校長を見つけることであったが、セント・トーマス病院の看護婦長がそれに適任の女性であった。サラ・エリザベス・ウォードローパー夫人（未亡人）は一八五四年に看護婦長に任命され、前任者サヴォリ嬢（一八一六〜四〇）とサウス夫人（一八四〇〜五四）の着手した改革を受け継いでいた。

彼女たちはシスターをもっとよい職階につけようと努力し、一八四七年に事務長は、インセンティブとして最優秀の病室シスターに年一回の賞を与えはじめていた。ウォードローパー夫人は看護婦に注意を向けて、酩酊排除運動をはじめていた。だから、すでに改革のはじまっていた病院に、フロレンス・ナイチンゲールが学校の設立を申し込んだわけであった。

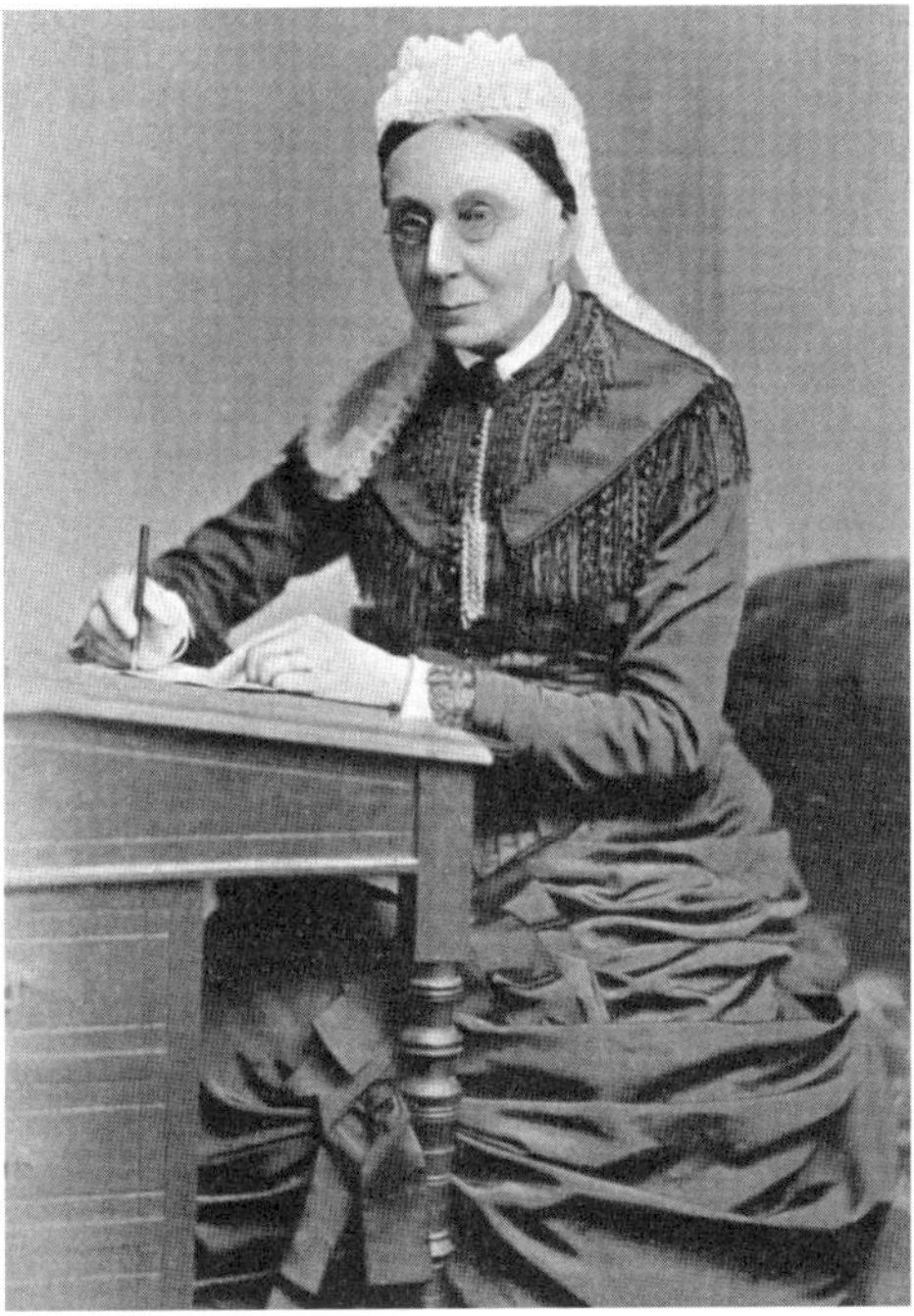

サラ・E・ウォードローパー
(セント・トーマス病院看護婦長：1854 ～ 1887)

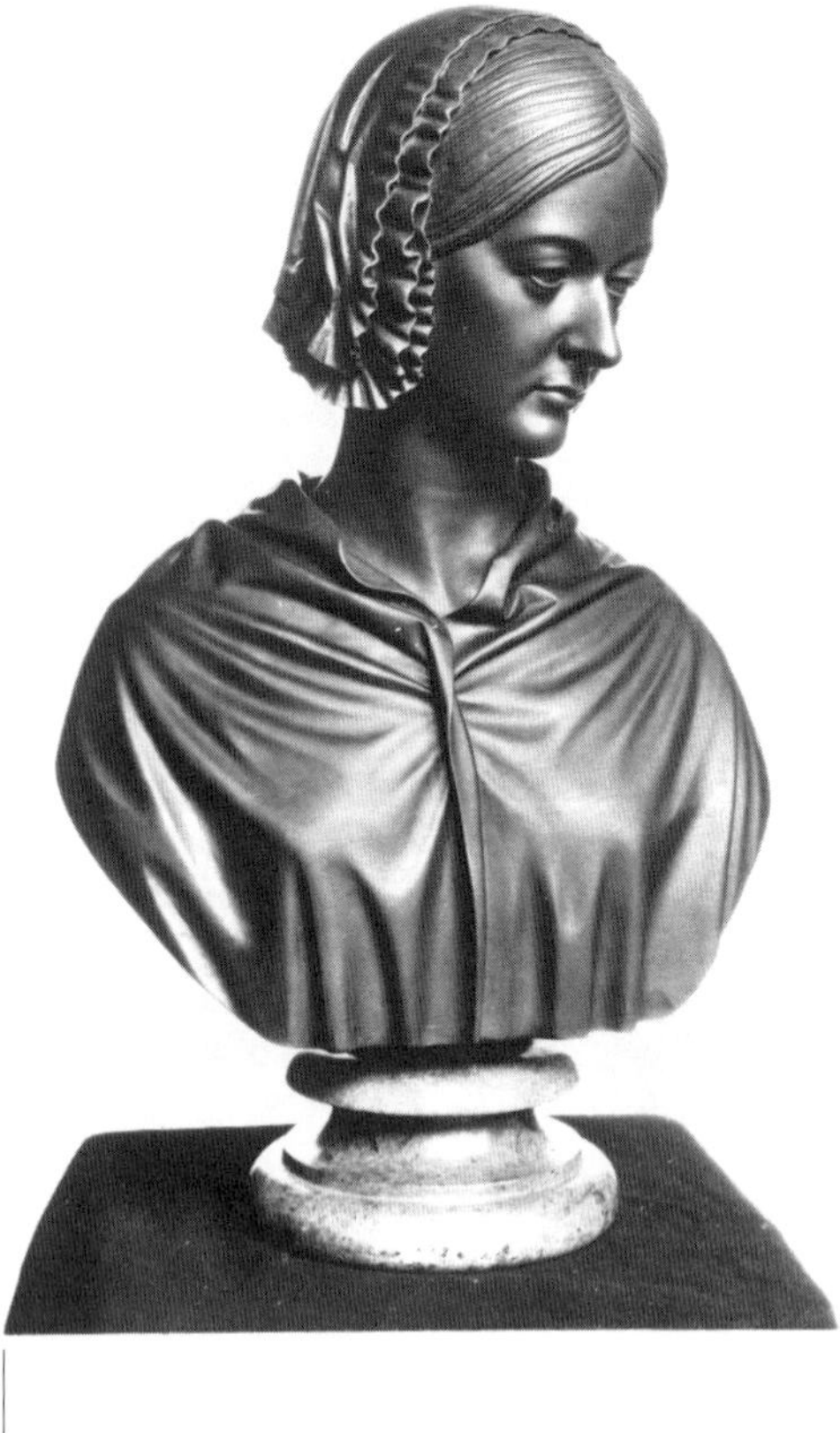

フロレンス・ナイチンゲールの彫像
by Sir John Steel
© National Portrait Gallery 1748

4

# ナイチンゲール看護婦養成学校の開校

一八六〇年四月一〇日、ナイチンゲール基金審議会とセント・トーマス病院理事会との間に交わされた契約の草案が、病院の常設委員会により承認された。その条項は次のとおりである。

【セント・トーマス病院の院長、事務長、理事会側の文書】

一　セント・トーマス病院の院長、事務長ならびに理事は、見習看護婦の養成教育のために便宜を与えるものである。病院がそのために負うべき特別の費用に対しては、ナイチンゲール基金より払い戻しを受けるものとする。

二　われわれは、ナイチンゲール基金に関連して、当初一五人の見習生を病院に受け入れる用意がある。

三　われわれは、職員および、とくに住み込み医師および看護婦長が、看護婦長の指名するシスターと共に見習生の教育に従事し、その報酬をナイチンゲール基金より受けることを承認するものである。

四　われわれは、シスターの監督のもとに、見習生を病院内に賄いつき個室に寄宿させるものである。

五　われわれは、委員会のメンバー、その書記および女性訪問者に、住み込み医師もしくは看護婦長同伴にて、見習生に教育の一環として病室を訪問することを承認するものである。その時間は事務長が決めるものとする。

六　われわれは、現在病院の職員である看護婦若干名を、看護婦長の選択により、一定期間の業務を満足に完了の後、ナイチンゲール基金関係の看護婦として登録することを承認するものである。

【ナイチンゲール基金管理委員会側の文書】

一　委員会は、セント・トーマス病院にて見習生の養成教育を行うことを約束する。この教育は、事務長の指示のもとに、専任住み込みの医師、看護婦長、および看護婦長の指名するシスターにより行われるものである。

二　委員会は、病院の職員に対し、見習生の教育業務に対する報酬を支払うことに同意する。また見習生に関する病院の特別の出費に対し、病院に支払うべきことに同意する。この支払いは、病院の事務長を通じて行われること。

契約書には、フロレンス・ナイチンゲールが養成学校に必要不可欠と考えたあらゆる特色が具体的に書かれている。すなわち、学校は財政的に独立すべきこととか、見習生は独立した部屋――つまりホーム――を与えられ、宗教面以外の管理組織に対し義務をもつ看護婦長の配下のシスターのもとにおかれるべきであるなど。

契約書に署名がなされると、一八六〇年六月七日にタイムズ紙上に次のような広告が掲載された。これはつぎつぎと出たが、最初のものは以下のとおりである。

『病院看護婦として教育を受けることを望む婦人へ

ナイチンゲール基金管理委員会は二五歳より三五歳までの婦人に一年間の教育を与える契約をセント・トーマス病院と取り結んだ。費用は不要。病院内に賄いつき宿舎を用意し、茶、砂糖、洗濯、いくらかの上着等が支給され、年に一〇ポンドが給費される。彼女たちは看護婦長のもとに、シスターおよび住み込み医師の指導を受ける。一年終了時、学業成績のよい者は委員会登録簿に名前を記載され、病院看護婦としての職を推薦されるであろう。一学期は今月二四日にはじまる。詳細はS．E．郵便区内、セント・トーマス病院のウォードローパー夫人まで。入学願書はすべて彼女に申し込むこと。直接申し込む場合は午前一〇時より一一時まで。

S．W．郵便区内、ダウニング街

ナイチンゲール基金審議会事務局書記　A．H．クラフ』

この広告に続いて、二番目の、より短いものが掲載された。

『見習看護婦としてセント・トーマス病院に入学を希望する二五歳より三五歳までの立派

な人格の婦人を求む。ナイチンゲール基金管理委員会より、賄いつき宿舎、茶、砂糖、若干の上着等が支給される。年一〇ポンド支給される。第一学期は来る二四日より開始。S・E・セント・トーマス病院に申し込むこと。直接の場合は一〇時より一一時まで。』

これらの広告は、フロレンス・ナイチンゲールが望んだものをはっきりと示している。婦人たちは立派な人格者で、円熟した年齢でなければならなかった――一九三九年まで、二〇歳以下の婦人はふつう入学を許されなかった――。そして病院の看護業務のために教育されるのでなければならなかった。個人的な看護をするために婦人たちを教育するのではなかった。養成が終わると看護婦たちは、必要のあるところにはどこにでも行くよう命じられた。

養成教育は当初はわずか一年であったのが、ナイチンゲール見習生としてホームでの一年を終えたあとも、さらに経験を積ませるために彼女たちをセント・トーマス病院の職員に任用する習慣になった。一九〇〇年までに、特別見習生（レィディもしくは有給生）は三年課程となり（見習生としてホームで一年、看護職員として二年）、普通見習生（看護婦）は四年課程となった（ホームで一年、看護職員として三年）。ナイチンゲール見習生の義務に関する一覧表が、一八六〇～六一年のナイチンゲール基金審議会の委員会第一回報告にみられる。

【ナイチンゲール基金を受ける見習生の義務】
あなたがたは、次のことを心がけなければならない。
酒に酔っていないこと。
正直であること。
うそを言わないこと。
信頼に値すること。
きちょうめんなこと。
もの静かで、かつ秩序正しいこと。
清潔で、かつ身なり正しいこと。

あなたがたは、次のことに熟達しなければならない。
一　水疱、熱傷、びらん、創傷の手当て、および罨法剤、パップ剤、小さな処置用材料の用い方。
二　外用、内用のヒルの用い方。
三　男女に浣腸をすること。

四　脱腸帯と子宮帯の器具の使用法。
五　体幹および四肢の最もよい摩擦法。
六　自由のきかない患者の扱い方。すなわち運動、衣服の着脱、清拭、食事、保温（保冷）、床ずれの予防と処置、体位保持など。
七　包帯の巻き方、包帯や巻軸帯をつくること、副木《シーネ》の内張りの仕方など。
八　患者のベッドをつくること。患者がベッドに寝たまま、シーツを交換すること。
九　手術に付き添うこと。
一〇　病人用の粥、くず湯、卵酒、プディング、飲料等の料理ができること。
一一　昼夜を問わず、病室の空気を新鮮に保つよう、換気を心がけること。分泌物用、料理用等のあらゆる器具を非常に清潔に保つよう気をつけること。
一二　次の点について、患者をよく観察すること。すなわち分泌物、喀痰、脈拍、皮膚、食欲等の状態、せん妄か昏迷かなど意識の状態、呼吸、睡眠、傷の状態、発疹、膿の形成、食事または興奮剤の効果、および薬剤の効果。
一三　回復期患者の扱いを習得すること。

# 5 サリー公園の仮病院における創生期の学校

一八六〇年にナイチンゲール看護婦養成学校が開校したとき、セント・トーマス病院はチャーリング・クロス鉄道会社との訴訟の初期の段階にあった。

病院は、一二世紀に創設されたバラ本通りの向かい側から一二一五年に移転して以来、ずっとサザークのセント・トーマス通りの同一場所にあった。しかし一八六〇年には、ロンドン橋からチャーリング・クロスへ鉄道を敷設するという計画の脅威にさらされていた。

チャーリング・クロス鉄道会社は病院用地の西北の隅を買い取り、北翼の真下に鉄道を通したいという意向をもっていた。病院の理事会は、その病室が患者に適当ではなくなると主張し、病院側が新しい土地を買うことができるように、病院の全用地を買収してもらいたいと要求した。

チャーリング・クロス鉄道会社は、やむをえず一八六二年にこれを買収した。買収金は支払われて、即刻土地を手に入れる必要に迫られた。病院はサリー公園（現在のケンジントン駅からほぼ四分の一マイルのところ）の焼け落ちた音楽堂と動物園の仮病舎に急に移転をするのやむなきにいたった。一方、新用地が見つかり、建設がはじめられた。

一八六七年にサリー公園で教育を受けたナイチンゲール見習生の一人にレベッカ・ストロング夫人がいた。この人はその後グラスゴー王立施療病院の看護婦長となり、ここで最初の養成予備学校の創立という看護教育の仕事をした人であるが、幾年ものちになって、仮病院の状態を思い出してこう言っている。

「ナイチンゲール嬢は、セント・トーマス病院当局と、幾人かの生徒を受け入れてもらうように契約を結びました。各生徒には寝室用の小部屋が与えられ、また一般食堂もあって、食卓はきちんと各人の席が決められておりました。私が一八六七年にナイチンゲール看護婦養成学校に入学したときに見たのがそれでした。教育の組織化はゆっくり進みましたが、私どもには何も要求されませんでした。親切、注意深さ、清潔、それに床ずれ防止などは徹底していました。たまに講義が二、三ありましたが、その一つをとくに覚えております。それは生命の科学というような題名についてのものだったと思います。そのために私はその課目の本を求めましたが、それがたいへん役にたつ課目だと思ったからです。

包帯の巻き方を練習する人形がありました。授業も少しありました。自習をする生徒のために、骨格が一本と古い医学書が数冊ありました。一冊は幸いなことに解剖学の本でした。それ以上勉強しようとする生徒はもっと新しい本を自分で買いましたが、ホブリンの辞書はたいへん人気がありました。これは話してもよいと思いますが、ナイチンゲール嬢はカイゼルヴェルトで床を拭いたり、真ちゅうを磨いたりなさいましたが、私どもにそれをするようにとはおっしゃいませんでした。勤務時間はすべて患者に捧げられたのです。

薬瓶に貼ってある指示はラテン語で書いてありましたので、ラテン語の略語を少し勉強しなければなりませんでした。それはむずかしくはありませんでした。住み込み医のホイットフィールド先生は生徒に大きな関心をもたれまして、時々ある特別な症例についてノートをとるようにおっしゃいました。そしてそのノートから誤りや脱落を指摘してください

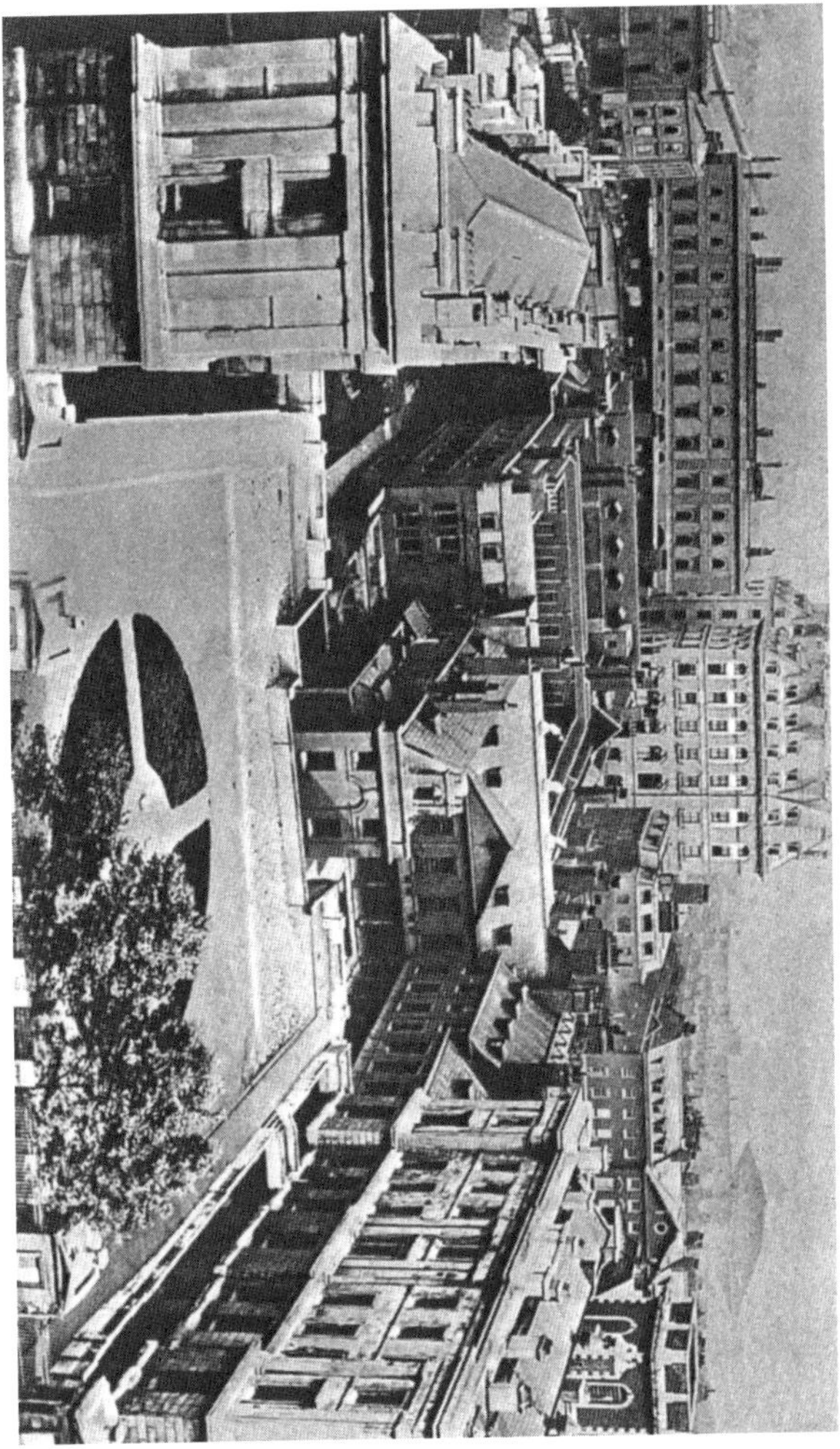

サザークにあった頃のセント・トーマス病院（1862）

ました。これはすばらしい授業でした。体温測定や体温表記入は医学生の仕事でしたが、その頃からだんだん看護婦の仕事となってきました。体温計は羊飼いがもっている柄の曲がった杖の形をしていて、はさんだまま読まなければなりませんでした。

今日の生徒をびっくりさせるような習慣が二、三ありました。土曜の朝は二人の生徒に、日曜のケーキづくりの仕事が割り当てられました。戸外用制服は室内着と同じく支給されましたが、それは普段着の上にはおるショールとボンネットでした。また生徒のだれかは、時々、皆のボンネットの乱れをなおす役を振り当てられました。私にも番が回ってきました。おわかりになるように、つまり私どもは、さまざまなことに役だつ人になりなさいということだったのです。」

ストロング夫人は病室の台所が手術室として使われていたこと、滅菌装置がなかったこと、また亜麻仁パップがあら麻の上に広げられていたことなどを覚えていた。当時を振返って、彼女は死亡率があまり高くなかったのに驚いていた、なにしろ滅菌法、無菌法がまだ開発されておらず、麻酔法でさえ、まだ比較的めずらしかったのだから。彼女は重要な看護の変遷の一世紀を生きて、一九四四年に一〇一歳で死亡した。

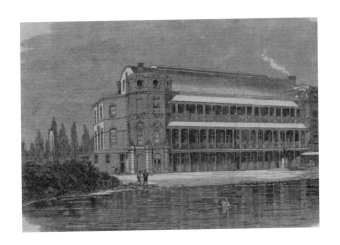

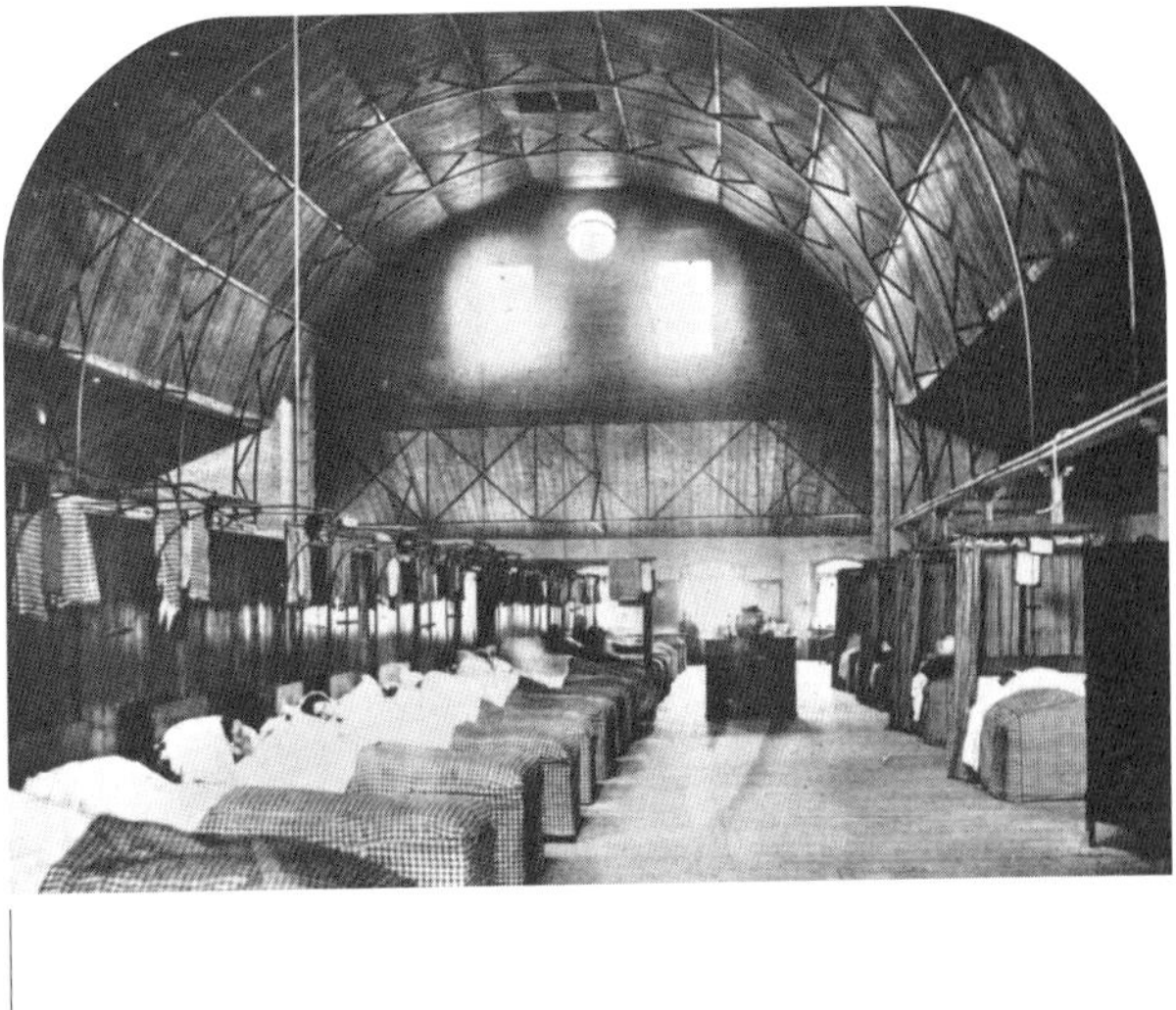

サリー公園にあった頃のセント・トーマス病院（1862 ～ 1871）
上：病院の外観、下：病室

6

# 最初の赴任組

養成学校は、サリー公園において質素な規模で本来の仕事を続けた。毎年の見習生の採用数を、はじめは一五人から一〇人に減らさなければならなかった。しかし第一回の養成看護婦が、求人のあった病院へ「開拓」のために送り出されはじめると、需要が供給をはるかに上まわった。

学校で養成される看護婦が少ないにもかかわらず、当初からナイチンゲール嬢は、一人ずつではなく、チームで送り出さなければならないと主張した。これが賢明なことは明らかである。養成看護婦一人がたとえ完全にやったとしても、独力でやるよりは、小さくても集団のほうがはるかによい看護組織をつくりあげるチャンスがある。ナイチンゲール嬢の観点からすれば、共通目的をもつ小集団がその構成員に与え得る精神的な支えを彼女たちがもつことのほうがもっと重要であった。看護婦の供給が間に合わないときに例外があったが、この原則は保たれた。

第一陣の卒業見込みの見習生三人と第二陣の一人が、一八六二年、養成学校の中核となるためリバプール王立施療病院へメリーウェーザー嬢に率いられて出発した。メリーウェーザー嬢はセント・トーマス病院で数カ月の経験を積んだ人である。リバプールは、ウイリアム・ラスボーン★3の関心をひいたおかげで看護改革の中心地となった。一八六五年、アグネス・ジョーンズ嬢が一二人の看護陣を率いて、セント・トーマス病院からリバプール施療病院へおもむいた。そこで看護にあたっただけでなく、リバプール施療病院付属の看護婦養成学校をも開設した。

★3　一九世紀の英国の政治家、慈善家。資産家であり、リバプール市において、貧民救済のために家庭訪問による生活指導を行う訪問看護婦の養成を開始した。訪問看護の創始者といわれる。

やがて、「ナイチンゲール」★4たちは遠くまで出かけるようになった。看護婦長のエミ・ラップ嬢は一八六六年に養成を受けて、スウェーデンのウプサラへ行った。一八六七年にはレィディ監督官ルーシー・オスバーン嬢と五人の看護婦がオーストラリアのシドニーへ出発した。インドや植民地から申込みが来ていたが、それに応じて出て行くべき看護婦が足りなかった。

一八六八年、フリーマン嬢がウィンチェスターの新病院へ六人の看護婦を連れていった。翌年、二つの大きなグループが出発した。一つはデーブル夫人の率いる一団で、ネトレイの王立ヴィクトリア病院へ行く一〇人の看護陣であり、他の一つはトラ

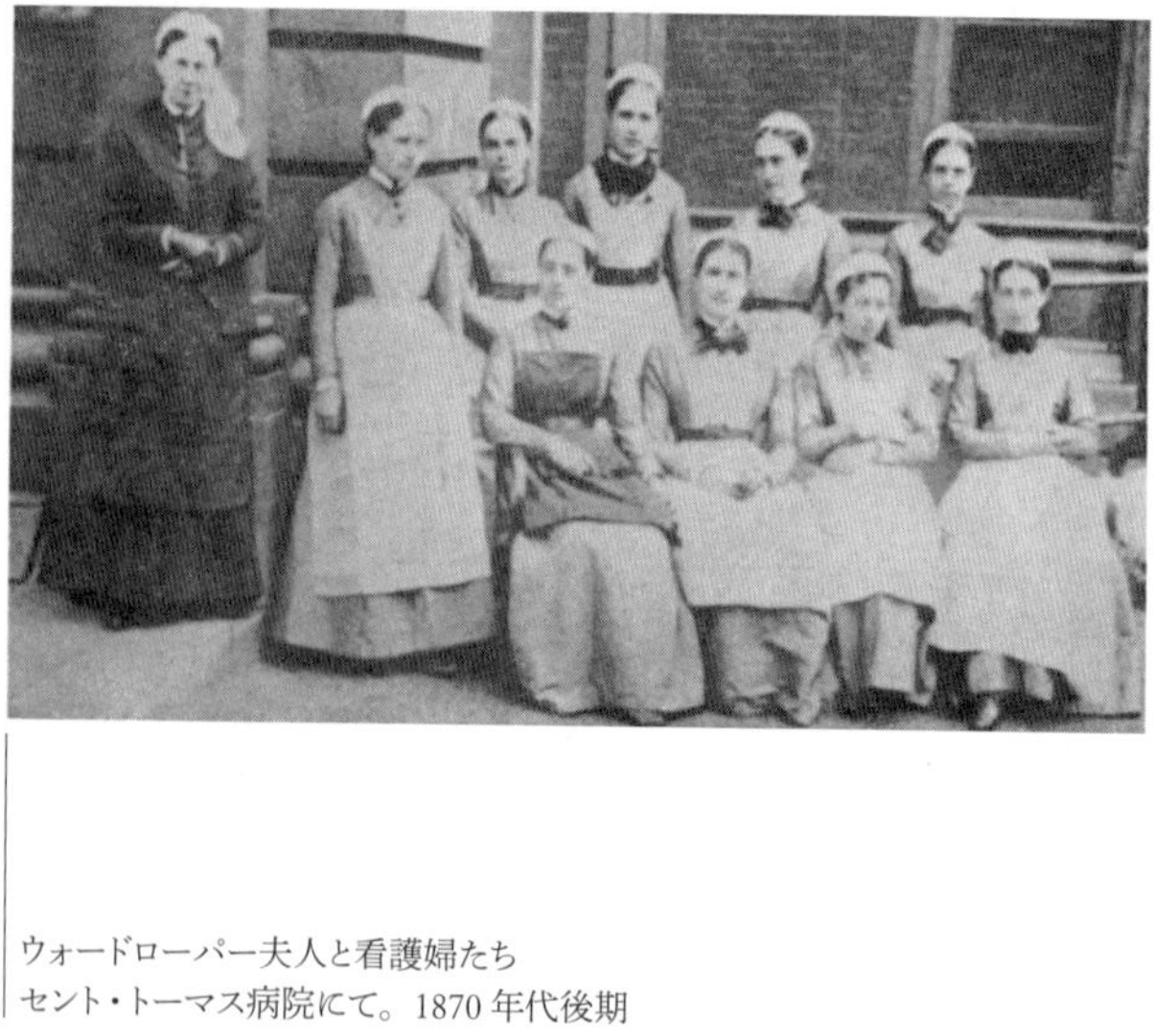

ウォードローパー夫人と看護婦たち
セント・トーマス病院にて。1870 年代後期

ンス嬢の率いる一団で、ハイゲートのセント・パンクラス施療病院へ行く九人の看護陣であった。

サリー公園での生活は終わりかけていた。病院の新用地を求めて長い期間探しまわってきたが、ランベスの現在の地所が購入されて、一八六八年、ヴィクトリア女王により建設の礎石が置かれた。一八七一年には、新しい建物が落成して仕事ができるようになった。その年は「ナイチンゲール」看護婦は一人も出て行かず、六人のシスターと一四人の看護婦がセント・トーマス病院の職員に採用された。

★4 ナイチンゲール看護婦養成学校の出身者を一般に「ナイチンゲール」と呼ぶ。

## 7

# 新しいセント・トーマス病院――一八七一年

一八七一年、ランベスのセント・トーマス病院の新しい建物が、ヴィクトリア女王陛下によって開院された。女王は公式的に王家の一族を引き連れ、その儀式に臨席した。サリー公園の狭い病舎から移転したので、入学者を増員することが可能になった。一八七一年には三一人の見習生が入学した。

養成課程は二クラスとなった。普通（看護婦）見習生は低い給料をもらったが、特別（レィディ）見習生は年三〇ポンドを学校に納めた。

特別見習生と普通見習生の区別は一九世紀末までつづき、特別見習生のほうは最後には、課程は短く、講義はより多く、監督としての教育を受けた。適当な志願者、ことに普通見習生を見つけることはとてもむずかしいことが経験上わかった。養成訓練を終えた看護婦の求人が来れば、ナイチンゲール嬢の答えは決まって「養成を受ける女性をこちらへよこしてください」という言葉であった。

新病院の特徴の一つは、見習生が生活する「ホーム」であった。病院はパビリオン（分離病棟）方式で設計された。この方式は、大陸の主要な病院を入念に研究したうえで理事会に選択され、ナイチンゲール嬢により承認されたものである。第二号館は、ナイチンゲール基金審議会と病院間の契約に定められたように、ナイチンゲール・ホーム用としてとっておかれた。しかしながら、学校の教育業務用の特別の施設はつくられなかった。教室はなかった。ホームの唯一の共通室は、ダイニングルームだけであった。

# 8 ホーム・シスター

ホーム・シスターの事務室がランベスへの移転後すぐにできた。それまでに看護婦長の仕事が増えてきて、ウォードローパー夫人を手伝って仕事の能率を上げなければならなくなっていた。

ウォードローパー夫人が一八五四年に病院に来たときは、地位は主に家事監督だった。いまや彼女は、約四四〇床から六〇〇床までに増えた大病院の看護婦および用務婦の長であるだけでなく、ナイチンゲール看護婦養成学校の校長という立場上、見習生に関する会見や文書の洪水に見舞われてもいた。

彼女はすでに、臨時シスターを指定してリネン管理を手伝わせたり、自分の息子（彼女は四人の子どもをもつ未亡人であった）に会計を手伝わせたりしていた。しかし彼女は、より高度の管理上の助力、つまり、決定を下す権限を安心して任せられるような人物の助力を必要とした。

同時に重要なことは、ウォードローパー夫人が、自分はかけがえのない人間だと考えたことであった。彼女はたいへん成功を収めたが、自分の権限が少しでも剝奪されるのをおめおめと受け入れるようなタイプの婦人ではなかった。

ナイチンゲール嬢と、ナイチンゲール基金の書記であるヘンリー・ボナム・カーターは、エリザベス・トランス嬢が適当な助手だと考えた。トランス嬢は卒業後にウォードローパー夫人のもとで、お互いに好意と敬意をもって働いていたことがある人で、ハイゲート診療所のレイディ監督官になっていた。学校とウォードローパー夫人のために、彼女は喜んでハイゲートの監督官を辞め、自分がそこに開設した養成学校をあとにして、セント・トーマス病院のウォードローパー夫人のもとに戻ってきた。シスターの身分であった。

職務分担表がつくられ、注意深い表現でウォードローパー夫人に次ぐ彼女の地位が明確にされたが、仕事の細かい点までは限定せず、彼女のすぐれた資質でそれを処理するよう、彼女の自由に任せられた。ヘンリー・ボナム・カーターは、ナイチンゲール嬢の許可を求めて、次の草案を送った。

「トランス嬢の任務」

見習生ホームの看護婦長のもとで、その召使い、家政、会計等の責任をもつこと。

看護婦長のもとで、見習生の総責任をとること。すなわち見習生が作成する講義ノート、症例記録、日記等をみること。彼女たちが、それを提出して看護婦長の批評を求めるに先だって、これらの下見をして、誤りを直すこと。

時々は、宗教面あるいは全般の向上をはかる授業をすること。

ホームで祈祷書を読むとき、それの読み手となること。

食事の際は座長となって、規則、時間、その他が決まりどおりに行われているかどうかをみること。

看護婦長が引き受けてもらいたいという、見習生に関するすべての文通を引き受けること。

見習生の病室、あるいは看護婦長が時々指示する病室での監督を行うこと。

この職務分担表から明らかにわかるように、ホーム・シスターは看護婦長のもとで、見習生に与えられるべきあらゆる教育に責任をもった。なおホーム・シスターは、一九一四年に第一代のシスター・チューター（sister tutor）が任命されるまで、見習生の教育を続けた。

トランス嬢は、ホーム・シスターとして長続きはしなかった。彼女は就任後、まもなく、ハイゲート診療所のドウズ医師との婚約を発表して辞職した。そのあとしばらくパーキンソン嬢が、続いてマチン嬢が引き継いだ。しかし彼女は一八七五年までいただけで、モントリオール総合病院の監督となった。クロスランド嬢の出現を待って、その在職二〇年間に、このポストの伝統が打ち立てられた。見習生に愛されるよりはむしろ崇拝され、時にはナイチンゲール嬢と争いさえしたが、彼女は一八九六年までホームを支配した。その後、まったく対照的な性格のハイジ・ブラウン嬢が引き継いだ。

# 9 見習生の教育

この学校の初期の頃、ナイチンゲール嬢は大きな記録簿にさまざまな見出しをつけて、見習生の仕事部門別の進歩を記録する詳細な方式をつくった。

そのうち最も重要なものは、おそらく病室シスターから受ける教育であったろう。多分に個々のシスターの能力に左右されたし、また最良のシスターでも、要員不足のために、思うように十分によく見習生を教えられなかった。技術訓練の不要な多くの日常の仕事に巻き込まれる見習生は、大切な看護を学ぶという仕事の時間がなくなる恐れが絶えずあった。

最初の見習生は、顧問医の講義に出席し、またホイットフィールド医師から授業を受けた。彼女たちはまた、講義ノート、日記、症例記録などの形の記録を続けることになっていた。見習生は日記に、自分が特定の日に病室で遂行したあらゆる仕事を細大もらさず書かなければならなかった。この文字を書くという仕事は、あまり教育のない見習生にとってはかなりの努力のいることであった。また症例記録を続けて書くことは、見習生のある者には能力の及ばぬことでもあった。

適当な教科書が全然ないということはもう一つの問題だった。看護婦用としてとくに書かれたものがなくて、医学生用の本を

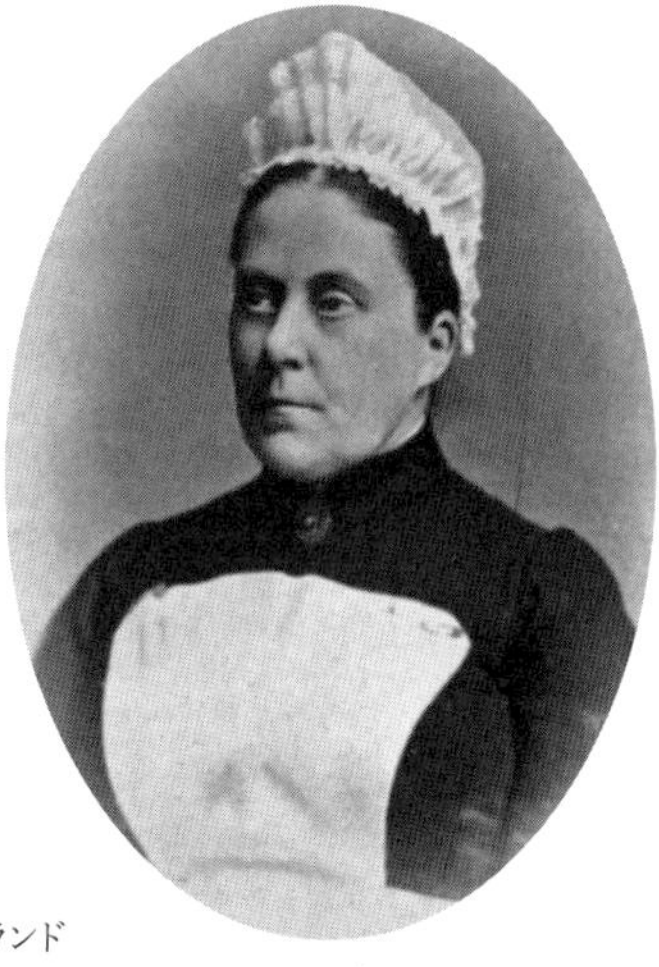

マリー・S・クロスランド
(養成学校ホーム・シスター：1875 ～ 1896)

その代用に使わなければならなかった。ホイットフィールド医師から教育を引き継いだとき、クロフト医師は、この「手頃な教科書がない」という不利な条件に気づき、一八七三年、看護婦用に自分の講義を印刷させた。

一八七三年にマチン嬢が、一八七五年にクロスランド嬢がホーム・シスターに任命され、クロフト医師の導入した教育形式を確固たるものにした。クロフト医師は、ホイットフィールド医師よりも規則正しい講義方式と試験方式を確立したが、その効果をあげた功績はホーム・シスターの熱意によるところが大きい。彼女は見習生の習得したものをチェックし、テストをし、問題点を説明した。とくに生徒たちの限られた読書時間を有効に用いる方法を指導した。クロフト医師は、ホームで講義をした他、病室で臨時講義をしたが、見習生の必要に応じて、注意深く自分の授業を合わせた。

一八七四年までに養成教育は本筋にのり、一九世紀の終わりまで続いた。一八七四年のナイチンゲール基金の報告書にそれが出ている。

『医学教師であるクロフト医師は、一八七四年の教授課程が一八七三年のとはかなり変化したことを報告している。彼の昨年のレポートが印刷されて、それを参考にした二五の講義が教室教育に採用された。ホーム・シスターが、内科、外科、衛生看護に関する講義について見習生を試験する一方、クロフト医師は彼女たちに三回の公開試験を行った。包帯の巻き方や副木の当て方について五回の実地指導と試験が行われた。血液の循環、呼吸器官、心臓、大きい動脈について七回の講義が行われた。それには供覧を伴い、また時に顕微鏡も用いられた。

バーネイ医師は親切にも「各種食品の構成成分」という題で四度講義をした。病院の専任医師であるピーコック医師は「医学原理」について六回の講義を行った。

以上の他、一一月に月例試験の課程がクロフト医師によりはじめられた。これによってレィディおよび看護婦の各見習生は、病室での教育の進歩に関してテストをされた。まず病室シスターたちが、自分の見習生について日頃書いた報告書のことを質問され、ついで見習生が、ウォードローパー夫人とホーム・シスターの前で細かな質問をされたり、忠告を受けたりする。こうすることによって、訓練をするシスターと、される見習生との両方の能力と欠陥を同時に明るみに出そうというのである。

ホーム・シスターのマチン嬢は、自分が看護婦見習生に行った授業について報告しているが、それによれば、出席はだいたいよく、多くの看護婦が返答の態度、読み方、書きとり等に進歩を示した。全員が日記をつけ、大多数が症例記録をとっていた。
これらの授業で教えられたおもな学課は次のとおりである。

クロフト医師の講義（印刷本）

医薬の初歩的分類

おもな毒物とその扱い方

胃ポンプの使用法および吸角（カッピング）放血の方法

医学用語と略語

骨についてのクロフト医師の講義の復習（骨格標本の助けをかりて行う）

特別見習生、つまりレィディ見習生はきちょうめんに日記をつけた。新しい症例書式の導入以後は、より多くの症例を報告した。また割り当てられた日程にしたがって、読書、勉強、包帯の巻き方などの練習を続けた。』

# 10 後続の赴任組

新病院へ移転したことによって促進された見習生の教育は、急速に進んだ。完全な看護陣のみを送り出すという方針は、可能なかぎり守られた。この原則にしたがって、バークレイ嬢が一八七二年に一三人の看護婦と共にエディンバラ王立施療病院へ、一八七五年にはマリア・マチン嬢が四人の看護婦と共にモントリオール総合病院へ送られた。これらの一行は教育を受けた（新看護婦の）核であって、その核から新たに、養成される看護婦の完全な組織体が発展するはずであった。

こうしたグループが果たした仕事の最も高い役割は、新興の学校等に反映した。一八七〇年、ハイゲートの看護婦長に赴任したトランス嬢は、長くは続かなかったが価値ある学校を起こし、そこで施療病院の仕事に適した看護婦をみずから養成した。リバプール施療病院のためになされた仕事はウイリアム・ラスボーンとアグネス・ジョーンズ嬢のおかげであったが、これは前に述べた。一八八一年に、ヴィンセント嬢はセント・メリルボーン診療所で施療病院看護婦の教育を手がけて大成功を収めた。ハイゲート学校もセント・メリルボーン学校も共にナイチンゲール基金の後援を受けていた。

病院界においては、看護の先駆的な仕事はウエストミンスター病院で行われていた。ここでは一八八〇年に任命されたパイン嬢が仕事を遂行していたが、この仕事は一八七六年にメリー嬢とエリザベス・メリウェザー嬢がはじめたものであった。この二人のシスターは、リバプールで共同して改革を行った人たちである。パディントンのセント・メリー病院ではラシェル・ウイリアム嬢が一八七六年に赴任して養成計画に着手した。セント・バーソロミュー病院では養成計画は一八七六年にはじめられていたが、一八七八年にマチン嬢がモントリオールから帰るとすぐ、看護婦長兼看護監督に任命された。翌年、もう一人の「ナイチンゲール」であるヘレン・ブロウァー嬢が看護婦長助手に任命された。一八八七年に別の「ナイチンゲール」が任命されたが、それがかの有名なイズラ・スチュワート嬢である。

「ナイチンゲール」のなかに、自分の考えを出版しはじめる者も出てきた。地域看護（district nursing）の先駆者であるフロレンス・リース嬢（ディクル・クレーブン夫人）は『病院看護のためのハンドブック』（一八七四年刊）と『地域看護婦の手引き』（一八八九年刊）を書いた。レイチェル・ウイリアム嬢はアリス・フィッシャー嬢と共著で『病院看護婦のための心得』（一八七七年刊）を出した。

アリス・フィッシャー嬢は、卓越した人物であった。一八七五年にナイチンゲール看護婦養成学校を修業し、その後

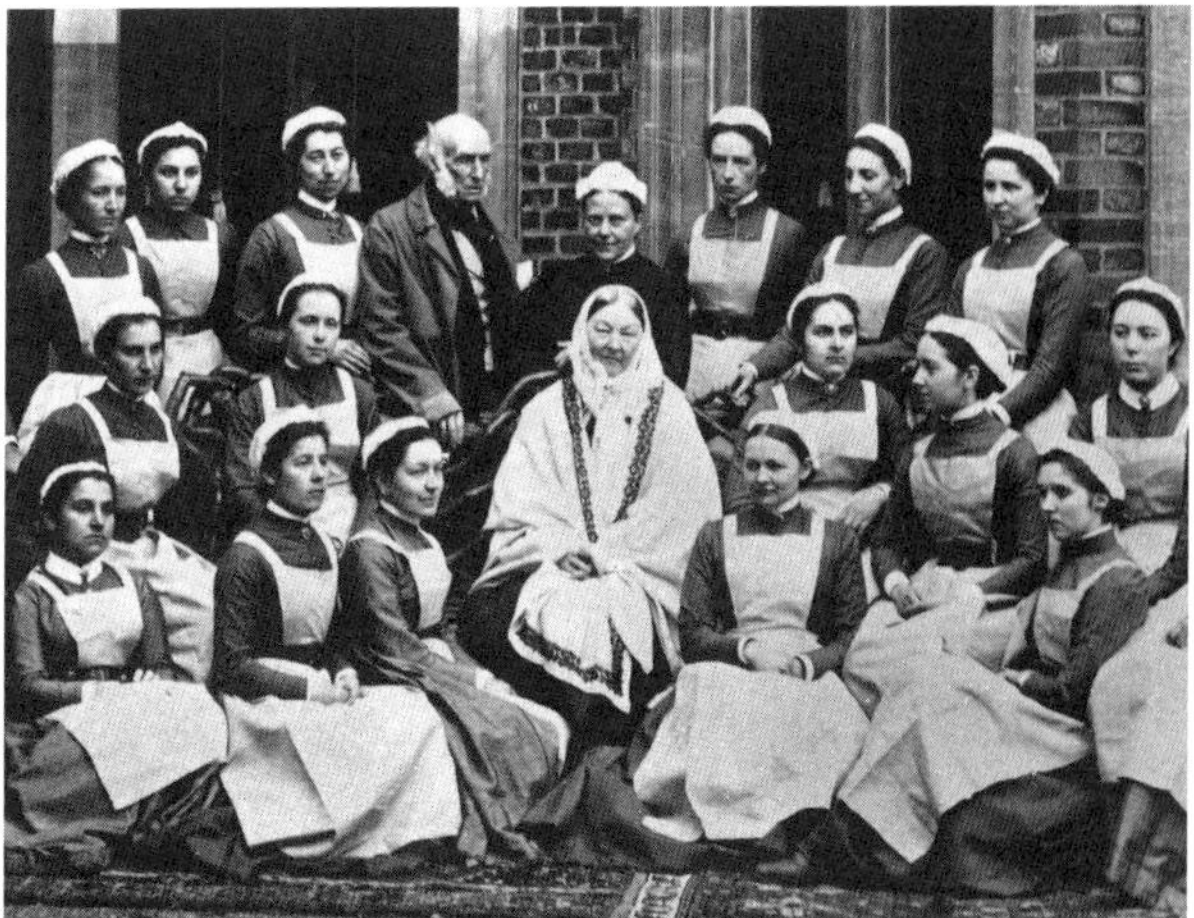

クレイドンにおけるフロレンス・ナイチンゲール：
ハリー・ヴァーニー閣下、クロスランド嬢および看護婦たちと（1886）

しばらくエディンバラ王立施療病院で働いて、一八七六年六月、タインのニューカッスルの熱病病院の看護婦長となって去った。彼女は翌年、ケンブリッジのアディンブルック病院の看護婦長となり、そこで看護婦の養成組織をつくり、その他の改革をなし遂げた。ケンブリッジから一八八二年にオックスフォードのラドクリフ診療所へ行き、わずか六カ月の滞在期間に新しい看護組織体をつくりあげた。一八八二年一一月一日、バーミンガム総合病院の看護婦長の地位につき、そこでも多くの改革を取り入れた。一八八四年、彼女はフィラデルフィアのブロックレイ病院の看護婦長を引き受け、大病院における四度目の看護改革に着手した。一八八八年、その地にて死亡したが、齢わずかに四九歳であった。

養成学校の新設と門下生たちの成功はすべて、フロレンス・ナイチンゲールから熱烈な歓迎を受けた。彼女はとるに足らぬ嫉妬心などは超越していて、他の学校を、自分の競争相手とは考えずに、自分の生涯を捧げてきた理想の発展センターと考えていた。

# 11 画期的時代の終わり

　ウォードローパー夫人は、一八八七年に看護婦長の職を退いた。彼女は自分のあとに、基礎の定まった養成機関を残した。今までに五〇〇人以上の養成看護婦を送り出し、五〇人以上の監督（校長）を供給してきた。そして、そのなかのある者はつぎつぎと、いっそう多数の看護婦を養成していた。

　それは、すばらしい成功であった。この学校はフロレンス・ナイチンゲールの名を冠した。彼女の基金と彼女の関心がなかったならば、それは存在しなかったであろう。しかしナイチンゲール嬢は養成学校の校長ではなかった。なるほど彼女は自分のところへもたらされる報告と訪問者の話によって、見習生たちの進歩のあとを身近に眺めてはいたが、校長は彼女が「病院の天才」と呼んだ女性、すなわちウォードローパー夫人であった。

確かにウォードローパー夫人は欠点の持ち主でもあった。業務の重圧のもとで、彼女は怒りっぽく、興奮しやすく、気が変わりやすかった。今、自分で言ったばかりのことを否定した。しかし仕事は、時に夜半すぎまで終わらず、またしばしば、夜中に起きて病室をまわったことを知れば、だれが彼女を責めることができようか。非常な過重の負担のもとに働いていたのだから無理もないことだった。また仕事が成功したからには、彼女は正しかったわけである。

# 12 ウォードローパー夫人の後継者たち

ウォードローパー夫人のあとはプリングル嬢が引き継いだ。プリングル嬢は一八六八年にナイチンゲール看護婦養成学校で養成を受け、セント・トーマス病院のシスターとなって同病院にとどまり、一八七三年に看護監督助手としてエディンバラ王立施療病院へ派遣された。一八七四年以後は校長であった。ナイチンゲール嬢にとってプリングル嬢は、「最も愛すべき、なつかしい、小さなシスター」であった。だから彼女はナイチンゲール嬢とウォードローパー夫人が敷いた軌道上で、学校を運営することを期待されていた。

プリングル嬢は就任のときに四一歳であったから、在職期間は当然ウォードローパー夫人のそれと同じくらいになるだろうと期待をもたれていたかもしれない。しかし三年を経ずして予知せぬ事情で彼女は辞任した。それは彼女がローマ・カトリック教徒となったことである。改宗後、彼女の良心はその役にとどまることができなかったのである★5。

セント・トーマス病院の看護婦長として過ごした数年の間、プリングル嬢は、心身共に疲労する長時間労働に対して低賃金しかもらえない日雇雑役夫たちの言い分を擁護した。また、全日雇雑役夫のために温かい昼食を得たり、パートタイム雇いの労働者の賃金値上げの仲介をしてやったりした。

プリングル嬢の後は、やはりウォードローパー夫人の薫陶を受けたゴードン嬢が受け継いだ。彼女は一八七四年の見習生であった。のち、看護婦長助手としてリバプール王立施療病院へ行き、一八八〇年から一八九〇年までリーズ総合病院の監督であった。

ゴードン嬢はプリングル嬢が行った従業員の世話を続けたが、この方面の仕事は、一八九五年にハウスキーパーが就任して軽減された。学校のプログラムは同じであったが、ゴードン嬢は、よく考慮してシスターや看護婦を任命して、養成の価値を高め、教育水準が高く維持されるようにした。

ゴードン嬢が一九〇二年に引退したときに就任したハミルトン嬢は、ウォードローパー夫人のところに来た最後の見習生の一人であった。つまり一八八六年の入学生である。彼女はクリスチャン（人名）病室付きのシスターとして数年を過ごし、一八九二年にチェルシーのタイト街のヴィクトリア小児病院の看護婦長となった。一八九九年にユニバーシティー・カレッジ病院の看護婦長になり、そこにとどまっていたが、それからセント・トーマス病院へ就任した。

一九世紀末までに、ナイチンゲール嬢は自分の主要目的が達成されたことを知った。看護婦になることはもはや不名誉なことではなかった。少女たちは、厳しい両親でさえ認めるという好条件のもとで修業することができた。看護婦は、高給ではなくとも、立派に生活できるだけの給料を支給された。しかし看護婦の地位が向上したために、新しい問題が生じた。ナイチンゲール嬢は、看護を天職、つまり献身とみたが、それは急速に一つのプロフェッションとなってきた。看護婦たちは、自分の地位を認めてほしいと要求しはじめていた。

一八八〇年にはじめて論議され、年はとってもまだかくしゃくとしていたナイチンゲール

★5　セント・トーマス病院は英国国教会に属する。

嬢が頭として反対していた看護婦の国家登録の問題は実現に近づいていた。ナイチンゲール嬢は、登録の考え自体に反対したのではなくて、無意味な登録に反対したのである。彼女は、彼女を養成した学校のみが、看護婦の適格を決定して免許状を出せると考えていた。また国の登録簿に名をのせられる看護婦は、優秀な者から全然適格でない者にいたるまで、多種多様の看護水準の者となるだろうと考えていた。しかしながら、国の登録簿をつくることにはとやかく論議があったが、この計画には、ベドフォード・フェンウィック夫人とクリスチャン王女をリーダーとする有力な支持者があった。こうした強力な対立者に率いられる二つの党派があって、当然、どちらについてよいか気迷いをする多くの人たちがいた。そのなかにはセント・トーマス病院のシスターたちも幾人かあった。

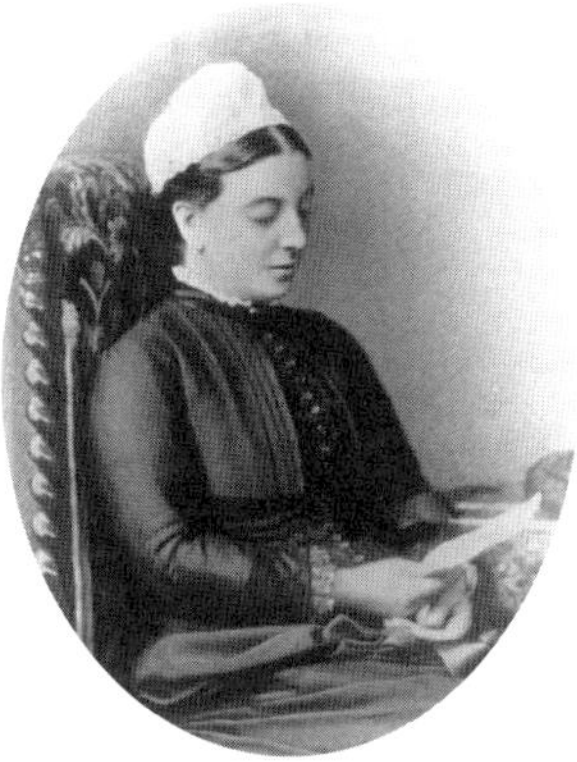

アンジェリック・L・プリングル
（看護婦長：1887 ～ 1889）

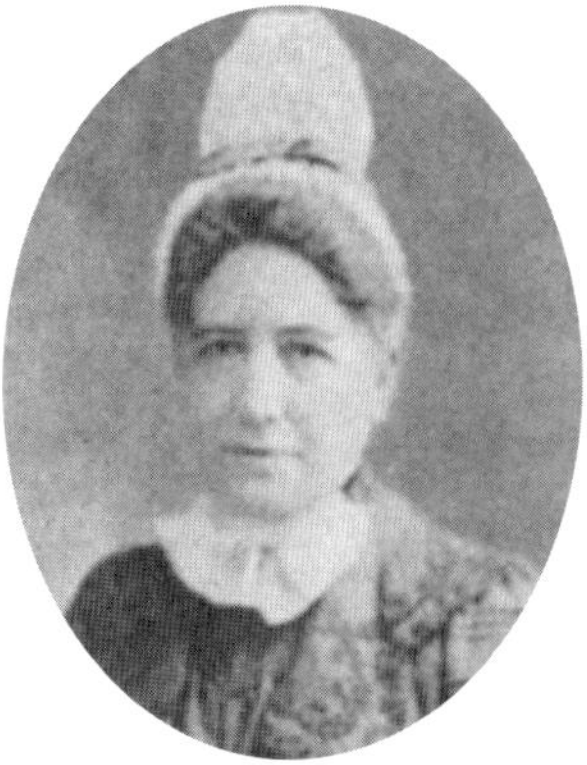

ルイーサ・ゴードン
（看護婦長：1889 ～ 1902）

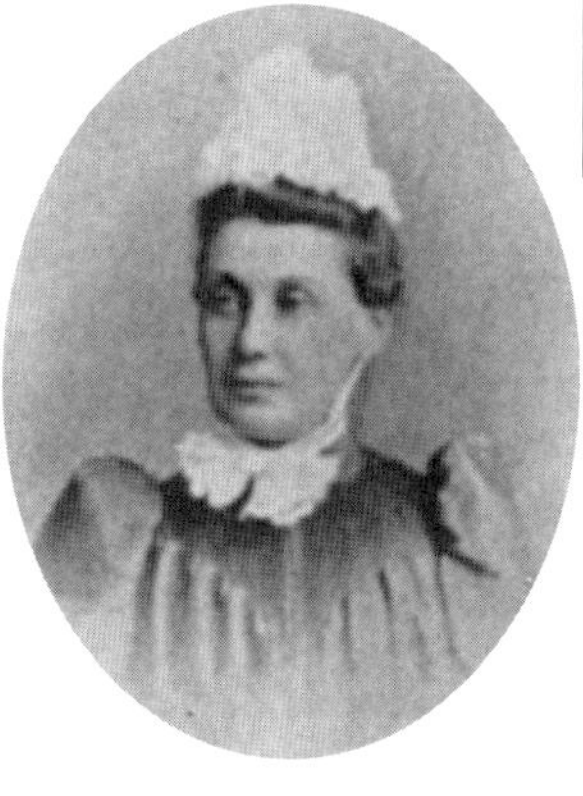

ハリエット・ハミルトン
（看護婦長：1902 ～ 1913）

# 13

# 一九〇〇年のナイチンゲール見習生

一九六〇年の時点で存命であった幾人かの「ナイチンゲール」は、二〇世紀のはじめ頃のナイチンゲール・ホームでの見習生としての往年を思い起こすことができる。養成予備学校以前の、また、ロイド・スティル嬢（のちのデーム[★6]・アリシア）の要項改革以前の当時の状況は、一九六〇年の状況よりも一八六〇年のそれのほうに近似していた。

ホームに着いた見習生はキャップのつけ方を教わり、各自お茶ポットを支給され、翌日いきなり病院生活に投げ込まれたのであった。

その肩にかかる最初の単純な仕事の教師は、おもに病室での日課についていろいろと進んで言ってくれる患者か、または、わずかに先輩の見習生仲間かであった。ふつう、病室には三人の見習生がいて、シスターと看護婦の下で働いていた。

見習生の日課は午前七時からはじまり、午後八時に終わった。午前六時、交替のベルで全員が起こされた。ベッドは六時半の朝食までに片づけなければならなかった。朝食後は尋常でない忙しさで、部屋の片づけをし、六時五五分にホーム・シスターの前に出なければならなかった。朝の整列を終えると、見習生たちはあちこちの病室へと消えていった。

朝の病室業務はベッドづくりからはじまった。二人の上級見習生とおのおの一人の職員看護婦が組み、各組は約一五床を三〇分で仕上げなければならなかった。それらは「A班」「B班」と呼ばれていた。

その間、下級見習生たちは、病室の中央でいろいろな雑用をしていた。続いて、七時半から八時まで洗濯をしたが、これはシスターのお祈りの準備ができるときまでに終わっていなくてはならなかった。

★6　デーム（Dame）は男子のSirに対する女性の称号で、ナイトまたは准男爵夫人の称号でもある。

午前一〇時、三人の見習生のうち一人がホームへ行って、自分の小さなポットにお茶を入れ、一〇時二〇分に戻って来て、残りの朝の仕事をした。他の者は一〇時半から一二時半までの二時間、ナイチンゲール流の言い方ならば、「歩く訓練」をするために仕事から解放され、そのあとで昼食となる。

午後は、朝の勤務についた見習生は三時から六時まで休憩し、他の者は午後一時に勤務につき、五時から六時までのお茶の時間が与えられた。

仕事がとくに多くなければ、見習生は午後八時半に病室を出て、ホームに集合してお祈りをした。お祈りのあと、ホーム・シスターは機会を利用して、お茶を階段にこぼすとか、靴のはき方が悪いとかの小さな不行儀を正した。それが終わってやっと、おなかのすいた見習生たちは夕食にありついたのだった。

ホームでの食事はあっさりした、健康的なものだった。たいてい量はたっぷりあったが、ややスパルタ的状況下での食事であった。わずか一枚の食器が出されるだけで、それが二重に使用された。それが嫌だったら皿を裏返して、裏にプディングをのせるのだった。この頃は「もう一枚お皿をください」と言って、それを手にすることは若い女性にとって勇気のいることであった。

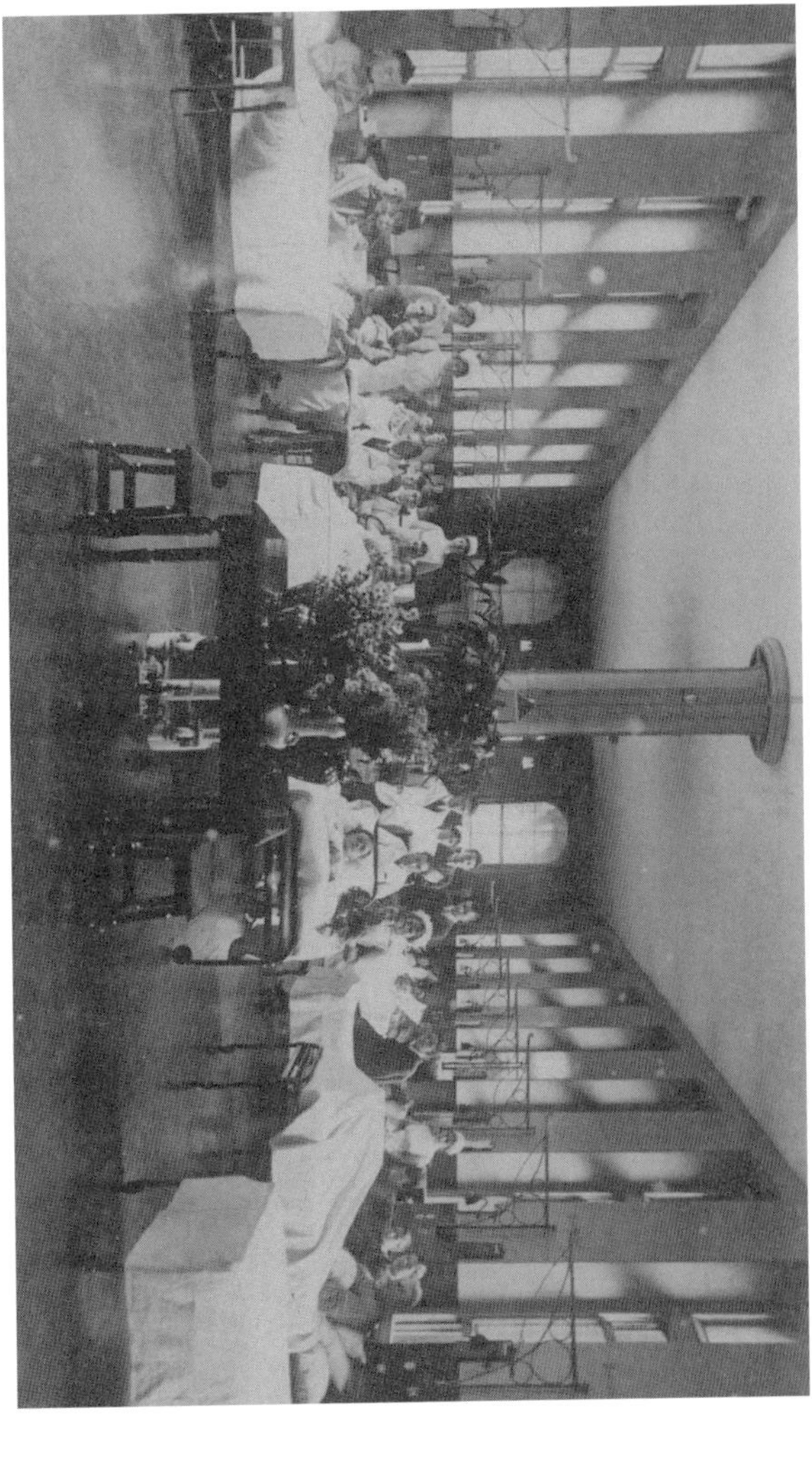

1900年頃のセント・トーマス病院の病室の様子

特別見習生と普通見習生はまだ区別されていた。前者は最初の学年に授業料として三〇ポンドを払った。そのおもな利点は、彼女たちだけがシスターになる望みがもてたこと、四年のかわりに三年で資格がとれたことなどである。医局陣によって内科、外科、化学等の講義が行われたが、それには特別見習生だけが出席した。普通見習生はおもに、病室シスターやホーム・シスターなどから教育を受け、包帯の巻き方を教わった。講義はすべて勤務時間外に行われ、（それが昼間になるときは）夜勤看護婦が彼女たちに代わって昼間召集された。

日勤看護婦は月に一日、夜勤看護婦は二カ月に二晩の非番があった。仕事が多いとキャンセルされがちだった。シスターが休暇をとると、それに代わって特別見習生が、病室で職員看護婦の下につくこともあった。この取り合わせは感情を害するもとになりがちだった。第一学年の終わりに見習生は一カ月の休暇をもらった。彼女たちにはそれが必要だった。

ナイチンゲール看護婦養成学校には、開校後四〇年たっても、古いタイプの看護婦がまだ何人か残っていた。その人たちはもはや病室をあずかってはいなかったので、仕事で見習生と顔を合わせることはなかった。正餐のビールと、灰色の仕事着は職員看護婦の食堂から消えて、もはや見られない。彼女たちの仲間はヴィクトリア朝時代の終わりと共に消滅した。

# 14 二〇世紀のスタート

ナイチンゲール看護婦養成学校の各監督は、それぞれ自分の足跡を残した。ウォードローパー夫人は、サリー公園への強制移転によっていっそうやりにくくなった初期の学校を育成してきた。彼女はそこに患者へのサービス精神を吹き込み、教育指導の伝統を植えつけた。ナイチンゲール嬢の、将来を見通した看護教育の理想をよく理解し、その実現に努力した。もしその企図のなかに、彼女がはじめての感激をいくらか失ったとしても、また時に、その結果が創始者の目的と異なったとしても、また、強力にして献身的なこの二人の女性の間に争いが多少あったとしても、それは驚くにあたらないことである。というのも、その理想は十分に伝えられたのであって、彼女によって助長された「ナイチンゲール」の伝統は、盛衰はあっても決して絶えることはない。

ゴードン嬢は、見習生時代にすでに「他を制御する能力がある」ことを示したが、この能力は彼女の生涯の経歴を通じての著しい特色であった。彼女もまた看護婦長としてすぐれた人物判断の能力があった。病室シスターを任命する際にその判断力を発揮したが、その場合にも任命される人たちに大きな権威を与えるほどの強い性格をもっていた。これが彼女たちのシスターという地位の責任と威厳を大いに高めたのである。

ハミルトン嬢は、ナイチンゲール報告書に「やさしく、気立てがよく、生まれつきほがらかである」と書かれていた。このやさしさは、彼女が看護婦長職にあった間を通してよく現れていた。それでも、彼女が愛情のこもった尊敬を受けることは少しも減らなかった。おそらく学校に対する最大の貢献の一つは彼女の才覚で、一九〇三年にクード嬢をナイチンゲール・ホーム・シスターの要職につけたことであろう。クード嬢ははじめて教育を受けたとき、何ひとつ準備なしに病室へ送り込まれて苦労をした。彼女ははじめの頃、看護処置をもっぱら患者から教わっていたということから、自分の後に続く者にはそのようなハンディキャップがあってはならないと決意した。ナイチンゲール・ホームの地下に、包帯法の教室があった。クード嬢は新しい見習生が各節気★7に三人のグループで入学するようにした。はじめの二日間に彼女は若干の実際的看護の基礎を生徒たちに教えた。この教育が終わり、いつ病室へ行ってもよいようになるまで、はじめは彼女たちの入学したことを隠しておく必要があった。病院当局がこの計画を全面的に認めるには、まだ頭の切り換えができていなかったからである。ついに機が熟して、ハミルトン嬢とこのことを検討したが、ハミルトン嬢はそれを喜んで受け入れた。ロンドン病院とガイ病院にはすでに養成予備学校（Preliminary Training School）が設置されていたが、これらを訪問してからこの予備課程の計画が進められた。それはロイド・スティル嬢の積極的な援助によって、一九一〇年にセント・トーマス病院ではじまった。養成予備学校の初代シスターはガートルード・ベスト女史であった。それは、この大事なときにクード嬢が突然重い病気に倒れたからである。養成予備学校は、その出発からナイチンゲール基金の援助を受けず、病院が出資した。

★7　英国では三月二五日、六月二四日、九月二九日、一二月二五日。

# 15 画期的な一時代

ハミルトン嬢が退職して、看護婦長の職位をロイド・スティル嬢に引き継いだとき、病院とは財政的に独立している学校として受け渡した。それは、よく人選された病室シスターが病室での教育を行い、ナイチンゲール・ホームでは、ホーム・シスターが教育するということと、完全に確立した養成予備学校をもつという伝統である。養成予備学校はいまやクード嬢の指導下にあり、すっかり基礎が定まった。

クード嬢はつらつとした先生で、生徒たちに尊敬され、愛された。一九二四年六月まで養成予備学校の責任者だったが、その間、言動によって影響を与えたばかりでなく、その人がらによって多くの「ナイチンゲール」たちに影響を及ぼした。彼女がナイチンゲール嬢との個人的な面接を記録する最後の一人であるというのは、おそらくふさわしいことであろう。彼女がホーム・シスターとして任命されることが承認されてから、彼女はサウス通りへ呼び出され、ハイドパークを見渡せるナイチンゲール嬢の部屋へ通された。次のインタビューは、その時のことを彼女自身が描写したものである。

ナイチンゲール嬢は、二階の大きくて気持ちのよい自分の部屋のベッドにいた。青い目、ピンクの頬、白いレースにつつまれた白髪の、当時の写真とそっくりであった。声は力強く、低かったが、彼女の注意力は散漫になりがちだった。けれども、彼女は私の訪問したわけを知っていて、「これはあなたが手をつけた大仕事です。あなたは見習生を恐れていますか?」と言った。私は「いいえ」と答えた。すると彼女は「タクシーの運転手が石ころ道を走るときに言うように、『仕事が大きければ大きいほど、栄光は大きいものです』とあなたは言いたいのでしょう」と言った。それから彼女は心から笑った。

ロイド・スティル嬢が、一九一三年、セント・トーマス病院看護婦長兼ナイチンゲール看護婦養成予備学校長になったことは、やがて来る黄金時代の先ぶれであった。新看護婦長はダイナミックな個性と深い天職の感覚の持ち主であり、ナイチンゲール嬢と「ナイチンゲール」の伝統に大きな愛情を抱いていた。彼女は若い頃、すなわちナイチンゲール看護婦養成学校時代から個性、能力、熱意などの点できわだっていた。病室シスターとしてはすぐれた看護婦で、また看護婦たちの教師でもあった。ブロンプトン病院の看護婦長として、のちにはミドルセックス病院の看護婦長として、彼女は立派な管理者にして、先見の明のある賢明な指導者であることが知られていた。

ナイチンゲール看護婦養成予備学校はたちまち、新看護婦長のエネルギーと熱意に反応を示した。それまでは看護婦長の病室巡回は規則的、習慣的であったが、今度は、回数が減ったわけではないが、時間が不規則になり、さらにわずらわしさを増した。しかしロイド・スティル嬢はすぐに献身的で、忠実な部下を得て、病室教育とすばらしい看護のなかに、はつらつたる活気を導入した。時に皮肉で、常に観察的、また怠けて反省せぬ者には情け容赦なく、困っている者には同情するといったように。ロイド・スティル嬢は周囲の人々にさまざまな反応を呼び起こした。つまり彼女に対してはだれも無関心ではいられなかった。

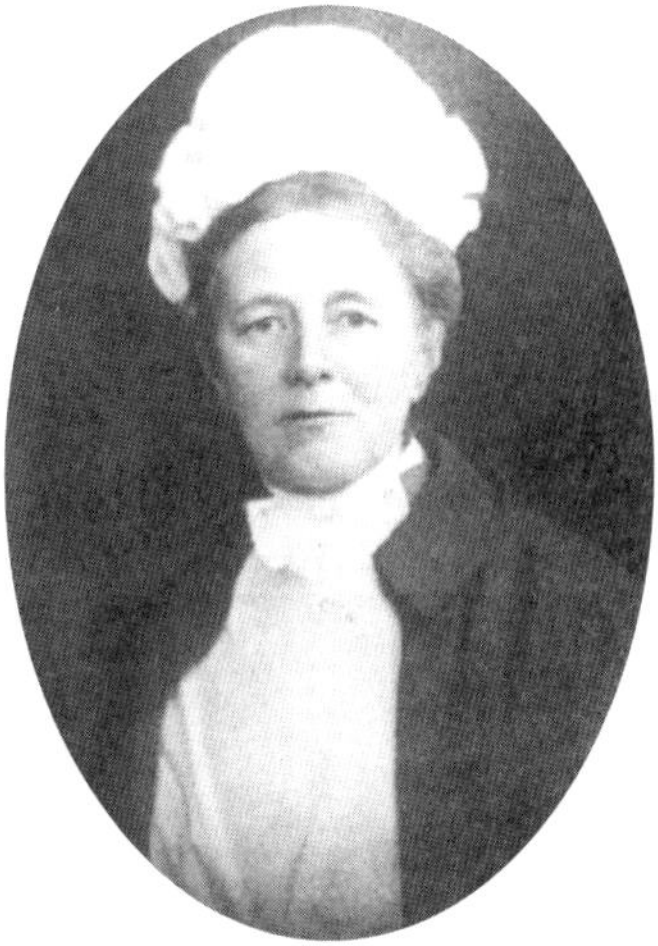

ドロシー・S・クード
（養成学校ホーム・シスター：1903 ～ 1910、
養成予備学校シスター：1914 ～ 1924）

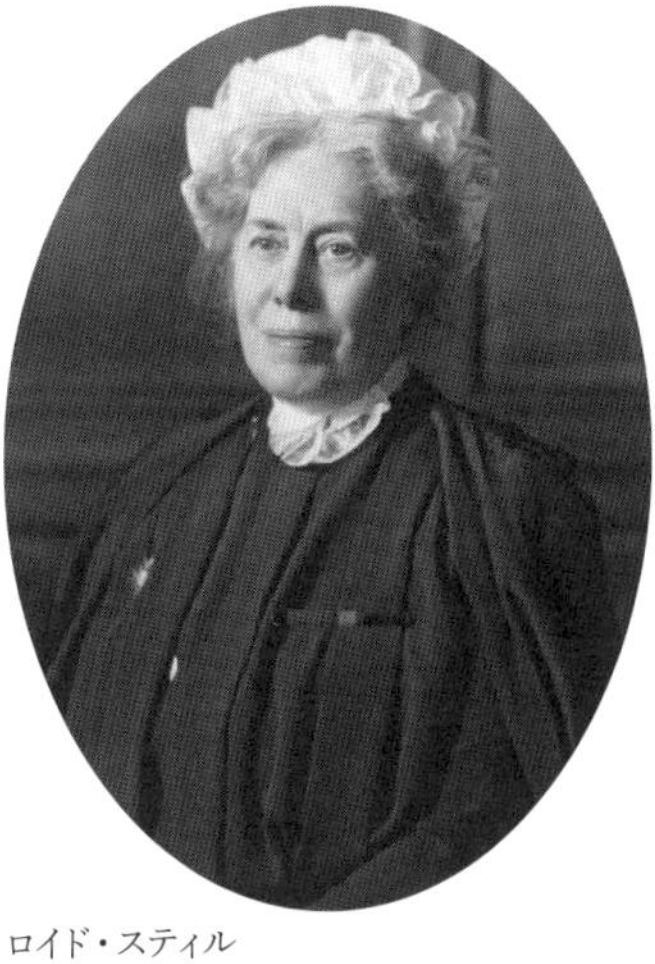

デーム・アリシア・ロイド・スティル
（セント・トーマス病院看護婦長兼養成予備学校長：1913 ～ 1937）

新校長の最初の行動の一つは、ナイチンゲール基金審議会を促して、看護学生の教育を担当するシスターの任命を認めさせ、財政的な援助をさせたことだった。それまでのホーム・シスターは、事実はナイチンゲール嬢が教室の女教師と呼んだものだったが、一年生の看護婦あるいは見習生の道徳面、知性面、身体面の福祉に責任をもっていた。代々のホーム・シスターたちは、この三つの仕事を立派に務めてきたのだが、今、彼女たちはその責任の少なくとも一つから解放されることになった。この措置は、同時に職員看護婦（病院の支給名簿にのる第二年看護婦、第三年看護婦のこと。ナイチンゲール基金の給費を受ける見習生とは区別される）にとっても学理的な仕事の面で、以前にも増して役にたった。

マリアン・アグネス・ガラン嬢はユニバーシティー・カレッジ医科大学病院で修業した。いろいろの経験を経てのち、彼女はホーム・シスターとしての資格で、ミドルセックス病院のロイド・スティル嬢と親しく交際した。彼女は明敏な知性の持ち主で円満高潔な人物であった。またいっそう知的な看護を身につけさせるためのよりよい看護教育の推進者であった。ロイド・スティル嬢とガラン嬢は、熱心に看護教育を論議し、企画した。かくて一九一四年にその職名がつくられて、シスター・チューターという名称が選ばれたのであるが、ナイチンゲール看護婦養成予備学校はこの無私無欲の看護婦、シスター・チューターの奉仕によっていっそう繁栄したのである。シスター・チューターは住み込みで、患者の利益になるよう看護技術をより完璧なものとするために計画を立て、努力をしたのであった。

第一次世界大戦の勃発と、セント・トーマス病院内に従来の市民に対する病院に併置して陸軍病院が設置されたことは、養成教育にいろいろの困難をもたらして、ロイド・スティル嬢の責任範囲を大きくした。

困難を克服して、新要項が用意され、病室教育は続けられた。教室教育はしっかりした基礎のうえに固められた。同時に、ロイド・スティル嬢、クード嬢、ガラン嬢たちは一九一六年のカレッジ・オブ・ナーシング[★8]の設立を通じ、また看護婦の国家登録を求める長い闘争を通じて、看護政策とかかわりをもってきた。

国家登録を制定した法律「第一次看護法」は、戦争中に予報されていたが、ついに大戦終了間際に施行された。一九一九年、ロイド・スティル嬢とガラン嬢は共に、最初のイングランドおよびウェールズの全国看護審議会の委員に任命された。そして、ナイチンゲール看護婦養成予備学校の教課と成績表の多くの特徴が新審査要項に取り入れられた。

★8　有資格者のための研修組織。

ナイチンゲール嬢は、外部の試験官による外部の試験の結果として認可されるというような国家登録には批判的であった。それに彼女は、登録に成功した志願者が「最良の看護婦にならずに、なまいきで、でしゃばりの看護婦になるだろう」と考えたのだった。また、人格を養うという本来の教育目的が、看護婦たちが試験準備のために努力することによって見失われると考えたのである。

シスター・チューターたちが英国内の学校にだんだんと任命され、法令で決められた試験準備がますます強制されるようになったので、こうした試験準備が看護教育の主目的だとみる一般の国民的な傾向があった。人格の成長、技術の習得、ていねいな病室教育、患者の疾病記録の作成の予習などが、形式的な教室教育にとってかわられる傾向が出てきて、患者のいない教室で「すます」ことが急に多くなった。ナイチンゲール看護婦養成予備学校では法定試験よりも病院の試験を重視した。そして病院試験では病室報告（内申書）を重要視した。教室の強調点が常に賢明な看護婦育成ということにおかれていたので、法定試験重視の傾向は、他ほどではなかった。病室シスターが教育するという伝統は続いていて、助長されていた。ロイド・スティル嬢は、一九二四年に看護婦長補佐になったクード嬢、シスター・チューターのガラン嬢、宗教母子教会の主任シスターのグラディ・ヒリヤーズ嬢たちの支持を得て、いっそう合理的に計画された実地訓練のカリキュラムをつくることに努めた。

　戦時中のナイチンゲール・ホーム・シスターは英国赤十字協会のフロレンス・ハーレイ嬢であった。その前任者のラム嬢は、聡明な、規律を正確に励行する人で、ロイド・スティル嬢とは親友だった。在任中の彼女の突然の死は、だれも埋めることのできない空隙を残した。ハーレイ嬢は、その特質である永遠の若さ、すばらしくデリケートなユーモアのセンス、天恵の理解のよさで女性チームをつくりあげたが、このチームは、誠実かつ意欲に満ちた立派なシスターの一団と協力し合って、ロイド・スティル嬢を長とする学校を確立した。

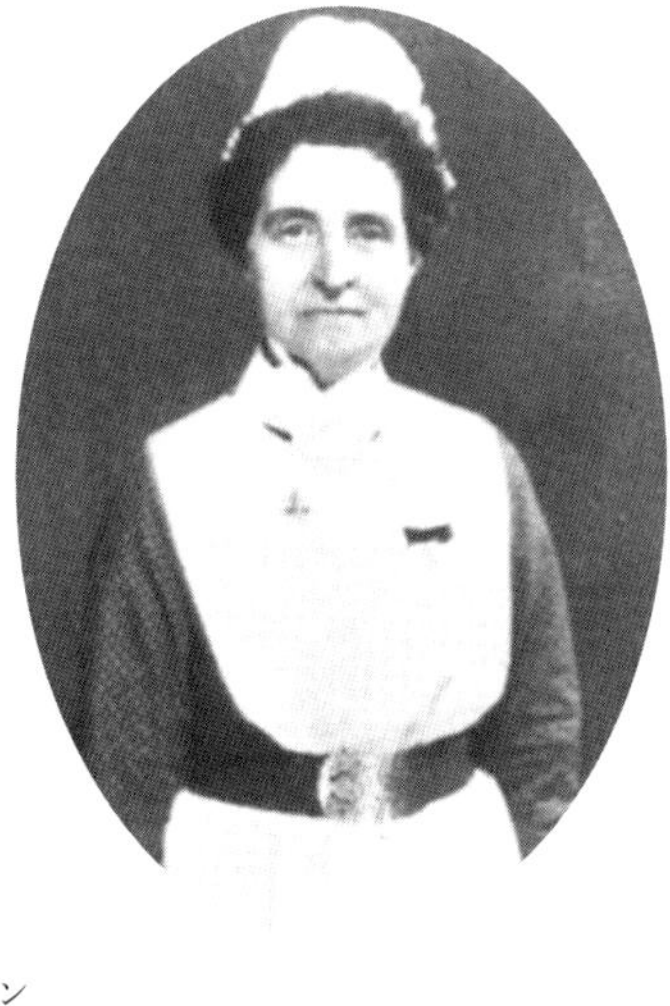

マリアン・A・ガラン
（養成予備学校シスター・チューター：1914 〜 1935）

一九二八年、ロイド・スティル嬢がナイチンゲール会を創始したが、その会にはナイチンゲール看護婦養成予備学校の卒業証書をもつ看護婦はだれでも入会の資格があった。ナイチンゲール会は、「国際関係のための国の看護婦会議」に連携していた。この会の会則にはナイチンゲール看護婦養成予備学校の校長が常に会長となることが決められていた。集会は二年ごとに開催されることになっていて、一九六〇年現在も行われている。会は、『ジャーナル』を発行し、また救済基金が設けられた。一九六〇年時点で会員二千人を超えていた。

こうして一九二〇年代は三〇年代へと明け、変化する生活様式は看護界に影響しはじめた。ナイチンゲール看護婦養成予備学校のリーダーたちは、国の看護団体や国際的な看護団体において重要な役割を演じた。各国の委員たちは、それぞれ自国の看護婦の不足を調べ、その募集および養成を検討しはじめた。この国際的な仕事は、ロイド・スティル嬢が国際看護婦協会の代表者として選ばれたとき、最高潮に達した。そして一九三七年、ロンドンにおける国際会議の開催をもって、その四年の任期は終わった。

学内では、ロイド・スティル嬢が長らく育んできた自分の夢を実現させる計画を立てていた。かつての「ナイチンゲール」看護婦だったリデル卿夫人は看護婦ホームの設立基金にと多額の金と多くの美術品を寄贈し、建築家のサー・エドウィン・クーパーがリデル卿夫人と

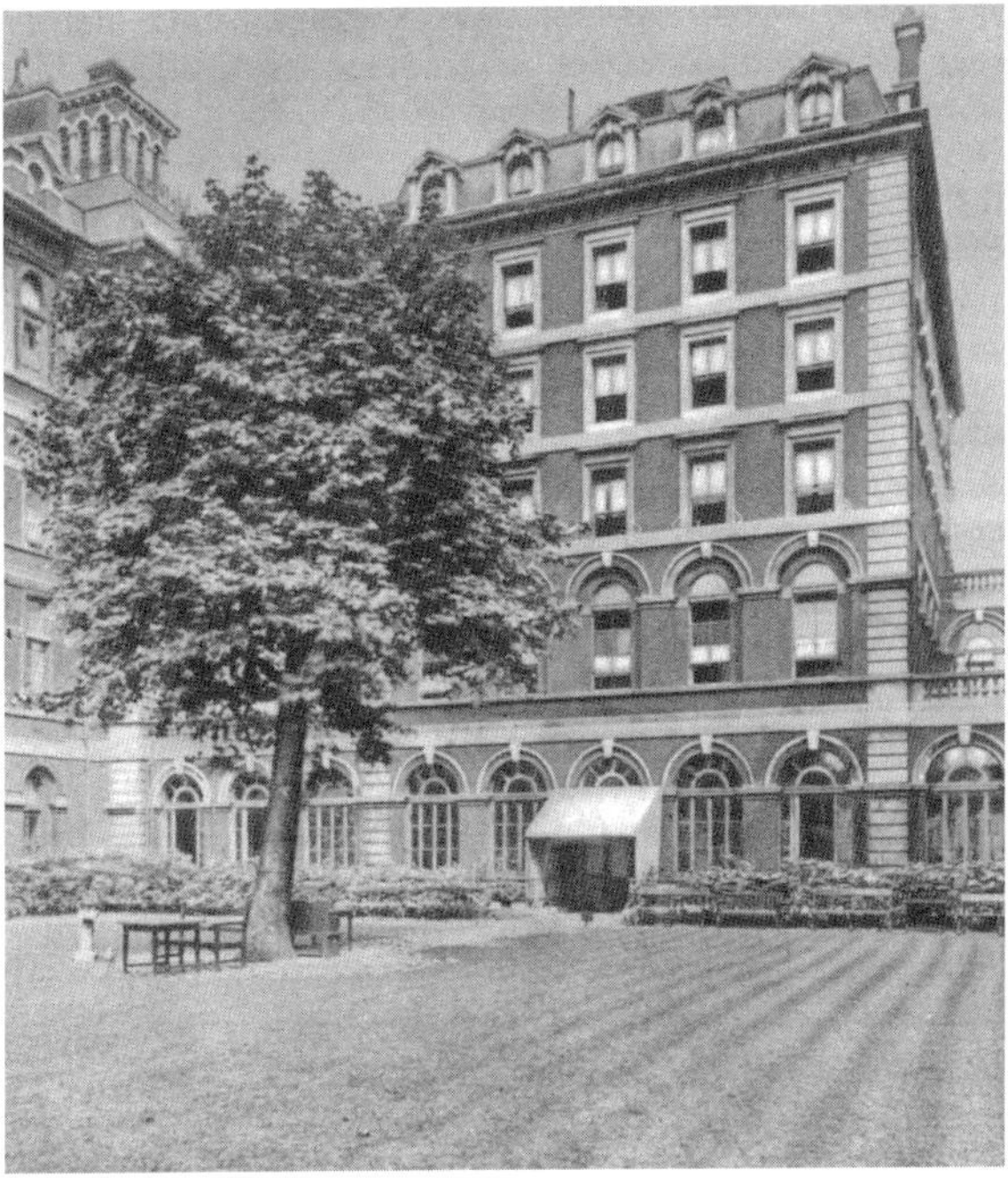

1939年以前のナイチンゲール・ホーム（ガショット館）と広場

共にホームの設立を計画した。カンタベリー大司教が礎石を置き、最後にメアリー女王陛下が臨席された開所式等は、長年にわたり一歩ずつ前進してきた彼女の任期にふさわしいクライマックスであった。初代シスター・チューターのガラン嬢と、ロイド・スティル嬢（のちのデーム・アリシア）の働きにより、学校はいっそう繁栄した。この二人が辞職したとき、その別れは人々を悲しませた。そして画期的な一時代は終わったのである。

# 16 第二次世界大戦の影響

一九三七年にデーム・アリシアのあとを継いだヒリヤーズ嬢は、およそ存在するかぎりの際だった対照的なものを身に備えていた。一見若々しくやさしいが、決断力をもっていた。元気な人だが、活動的な性格ではなかった。新看護婦長の仕事はなまやさしいものではなかった。彼女の配下の多くのシスターよりも、はるかに年若くて、自分の学校外の経験には乏しかった。偉大な人物の後継者には必ずつきものの困難に直面して、ヒリヤーズ嬢は、私心なくしっかりと自分の務めを果たし、だんだんと学校長としての、また病院看護婦長としての自分の地位を築いていった。

当時は、スムーズな繁栄に満ちた発展途上の時代ではなかった。行く手に戦雲と災害が待ちかまえていた。激しい社会変化と途方もない新しい責任がヒリヤーズ嬢を待っていた。一九三八年の戦争危機に続いて、憂慮にみちた不安な平和が来た。そして、万一の緊急事態の発生に備えて、実行されるべき山のような際限のない計画がつくられた。一九三九年九月三日の戦争の勃発と同時に、これらの計画は実行に移された。サイレンのうなりに合わせてナイチンゲール看護婦養成予備学校の大部分は、サリー州とハンプシャー州の、おおかた、あるいは一部がからっぽになっていた精神病院や知的障害児病院へ疎開した。一年生看護婦（ナイチンゲール見習生）の最大の派遣隊が、ナイチンゲール・ホーム・シスターのハリス嬢に引率されてベイシングストーク（第七扇形区域）のパーク・プレウェット病院へ送られた。このように取り計られたのは、この大きな病棟が看護婦宿舎として学校に割り当てられたのと、選ばれたホーム・シスターの影響を受ける一年目の教育価値がナイチンゲール精神を維持していくうえできわめて重大であると考えられたためである。今は親病院となった所に最少限度の人数が残されたが、たいへんうらやましがられたのだった。この人たちのなかに「ナイチンゲールの遺品」を注意深く疎開させたハーレイ嬢がいた。ヒリヤーズ嬢はセント・トーマ

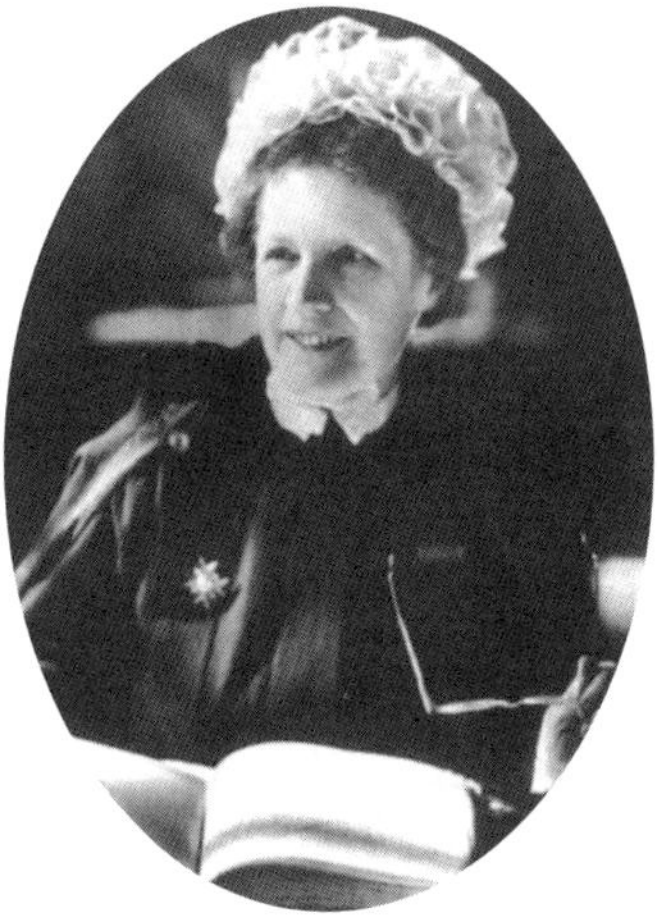

グラディス・V・ヒリヤーズ
(セント・トーマス病院看護婦長兼養成予備学校長：1937 〜 1945)

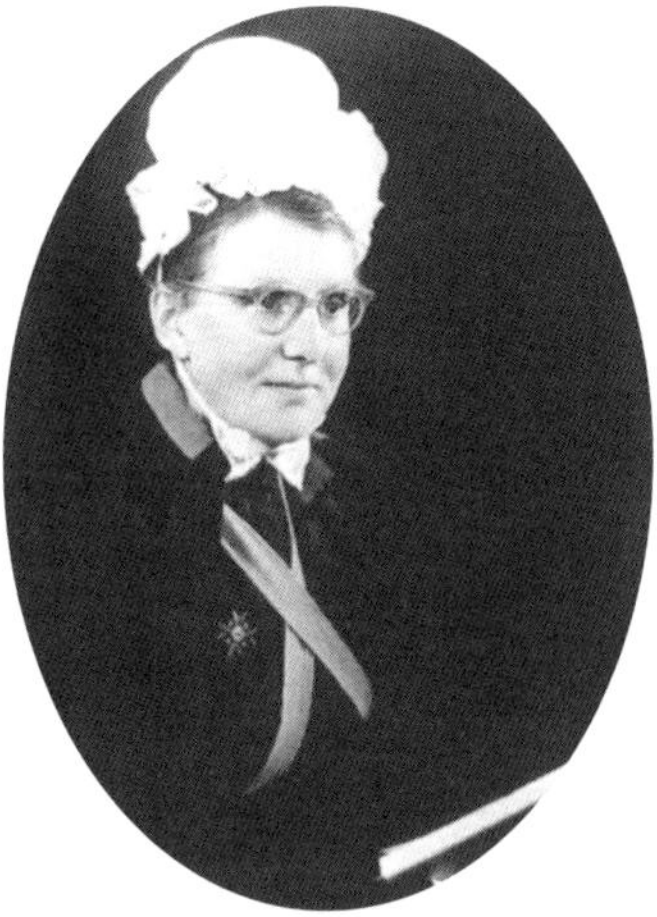

マリオン・E・ゴウルド
(養成予備学校シスター・チューター：1939 〜 1954)

ス病院看護婦長兼ナイチンゲール看護婦養成予備学校長の他、第八扇形区域、つまりランベスを頂点としてゴダルミンからチャーツェイまでを基底とするV字形地区の看護婦長となった。看護婦長の青の代わりに、扇形区域看護婦長の緑のコート、スカート、フェルトの帽子、それに運転手つきの自動車などが、いまや彼女の領域巡回に欠かせぬものであった。扇形区域の本部は、公式にはキングストンにあって、扇形区域内の病院巡回と本部勤務とに多くの時間が費やされた。自然と、親病院を管理する大きな責任が看護婦長補佐のM・J・スミス嬢の肩にかかってきた。

ナイチンゲール看護婦養成予備学校は第一次世界大戦中にも損害を受けたが、今度の損害はその一〇倍になった。予備軍の貴重な年長の看護婦たちが軍の役にたつために召集された。若い人たちは不慣れな責任を課せられ、扇形区域内の不案内な環境のなかで、それに対する用意はほとんどなかったが、彼女たちはそうした職務を忠実に守って、完全にやりおおせたのである。

全国看護審議会はすべての講義と試験を三カ月間停止したが、その禁が解かれ、次の四カ月間――この間、英仏連合軍とドイツ軍がマジノ線[☆1]とジークフリード線[☆2]を隔てて攻撃らしい攻撃をしなかった――看護婦たちは未受講の講義を受けることのできる場所へ集められた。

ゴウルド嬢がパーク・プレウェット病院に就任したが、彼女は大戦勃発直前に専任シスター・チューターのポストに就いていた。このポストは、その後、はじめはロラスン嬢、ついでジョーンズ嬢によって短期間守られていた。ボコック嬢がチャーツェイのボトレイパークにいたが、彼女は大戦勃発当時、シスター・チューターとして学校を再統一した人である。二人はいっしょに、衰微し、よじれた教育の行きづまりを解きほぐす努力をした。専任医師陣は、雄々しく再び馳せ参じて、講義要目が行きわたるよう助けた。ヒリヤーズ嬢は訪問によって看護婦たちを勇気づけ、慰めた。また海外にいる看護婦たちには、手紙によって、すべての「ナイチンゲール」たちは今なお団結した一つの家族に属していることを感じさせた。

春が来た。そして春と共に大きな不幸も……。ノルウェー、オランダ、ベルギー、そしてフランスが席巻された。テムズ川をくだる多数の小さな船が音もなくセント・トーマス病院を過ぎて、ひそかにダンケルクの撤収作戦に向かって行った。兵士たちがあらゆる場所にいた。プラットフォームで眠り、車中に寝、黙々と行進していた。あるいは長い間彼らを待ち受けていた病院へ傷病兵運搬車でたどり着いた。それから増えたあわただしい仕事、病院の

☆1　第二次世界大戦前、フランスがドイツ国境に築いた防衛線。
☆2　マジノ線に対してドイツがつくった防衛線。

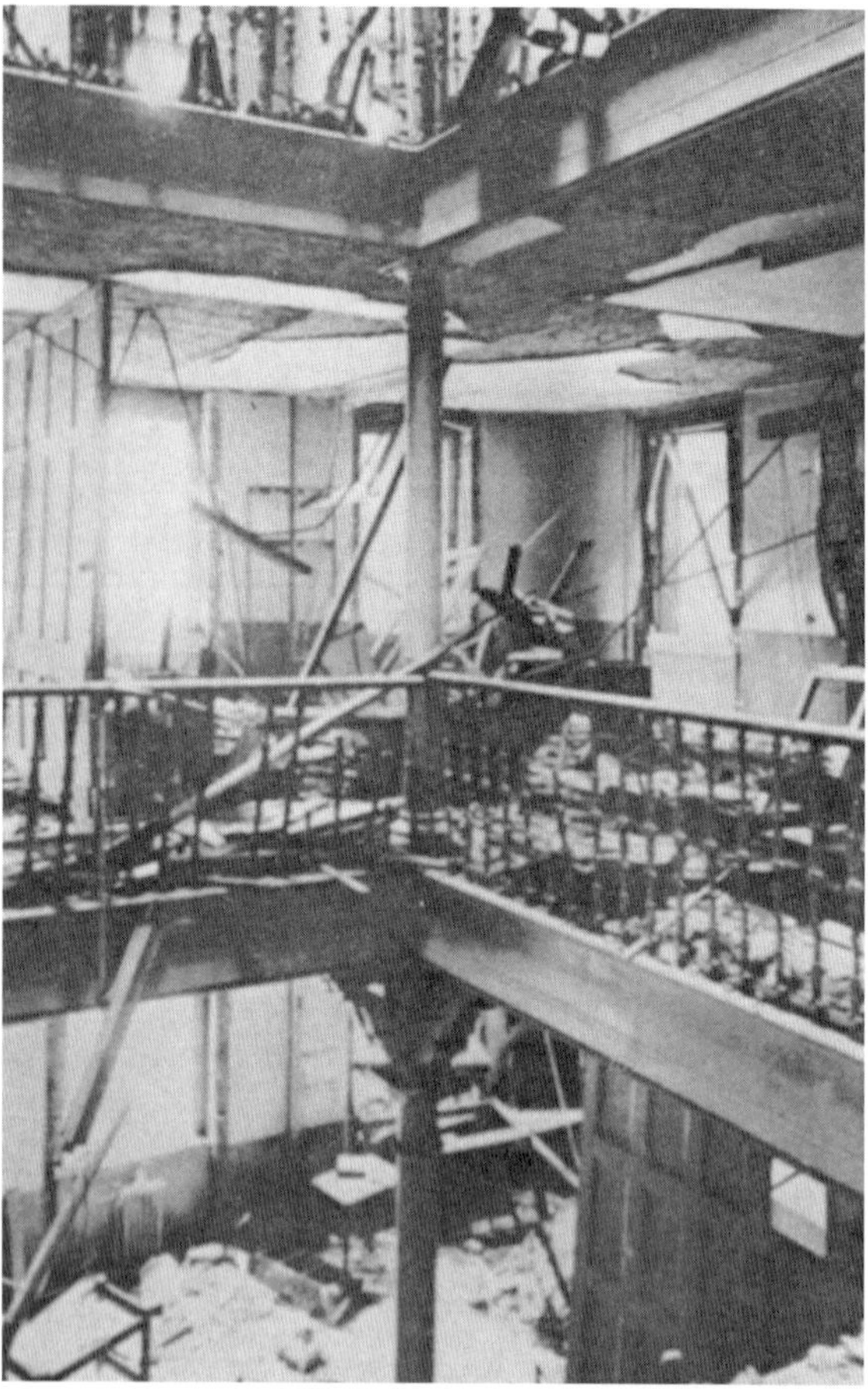

爆撃後のナイチンゲール・ホーム（1940）

門口の歩哨★9、外出許可証としての身分証明カード、戦場を前進する侵略者の灰色の一団の夢、不安な時々、ついで孤立のなかにある国民に自信と誇りを呼び戻させるチャーチルの強い声。

ついに来たロンドン爆撃。九月のある早朝、パーク・プレウェットにいたヒリヤーズ嬢は、病院被災の電話を受けた。ヒリヤーズ嬢とゴウルド嬢は早速出発し、おだやかな夏の田園風景のなかを、彼女たちは病院の様子がまったくわからないまま車を駆った。ロンドンに近づくにつれ、煙と、粉々に飛び散ったガラス、あるいはガラスのない窓が目だつのに出くわした。そして川向こうに一見何事もなかったように立っているセント・トーマス病院の姿が見えた。それから車は会計館の傍に止まった。かつての看護婦ホームであった建物の恐ろしい廃墟が見えた。そして、爆撃につぐ爆撃の夜、多くの直撃を受けた夜、そして職員に何人かの死傷者を出した夜が続いた。そういう夜はまた、仕事の激しい夜でもあった。何が来ようと、「ロンドンはもちこたえる」と皆が実感し、仲間意識をもち、感謝の祈りを捧げた夜でもあった。

一九四一年四月、ゴダルミンに近いハイデスティルに、仮兵舎宿営地病院が、親病院の田

★9　軍隊で、警戒・監視などの任務につく兵士。

舎の出張所として開設された。この時から大戦の終了まで、養成教育の大部分がここで行われた。はじめの頃、まだベイシングストークに住んでいたゴウルド嬢は、二つの病院間の距離を往復するのに、降っても照ってもオートバイで出かけた。のちにナイチンゲール基金審議会が気前よく自動車を提供したので、彼女はセント・トーマスの二つの病院と、パーク・プレウェット、また時にはボトレイパークのボコック嬢たちと楽々と連絡をとることができるようになった。翌年、ナイチンゲール・ホームはベイシングストークの入居棟から、ハイデスティルの、セント・トーマス病院に近い大きな美しい私宅へ移された。立派な養成部門が建て増しされて、ゴウルド嬢が一人の助手をつれて入居した。ボコック嬢はボトレイパークに残った。

　養成予備学校は、大戦勃発時にエプソムのホートン精神病院へ疎開していた。シリア・アレン嬢（現在のストーレイ夫人）がヒリヤーズ嬢のあとを継いで、養成予備学校のシスターになっていた。彼女は元気のよい先生で、生き生きとした要領のよい図解説明は、他の方法で教わったのでは忘れてしまうようなことを学生たちにたくさん覚えさせてくれた。

　実行可能になるとすぐ、アレン嬢は自分の受け持ちの看護婦（職員）を連れて、ギルフォードに近いシャムレイグリーン市の上院議員ロイド夫妻のすてきな田舎の邸宅へ移った。彼女

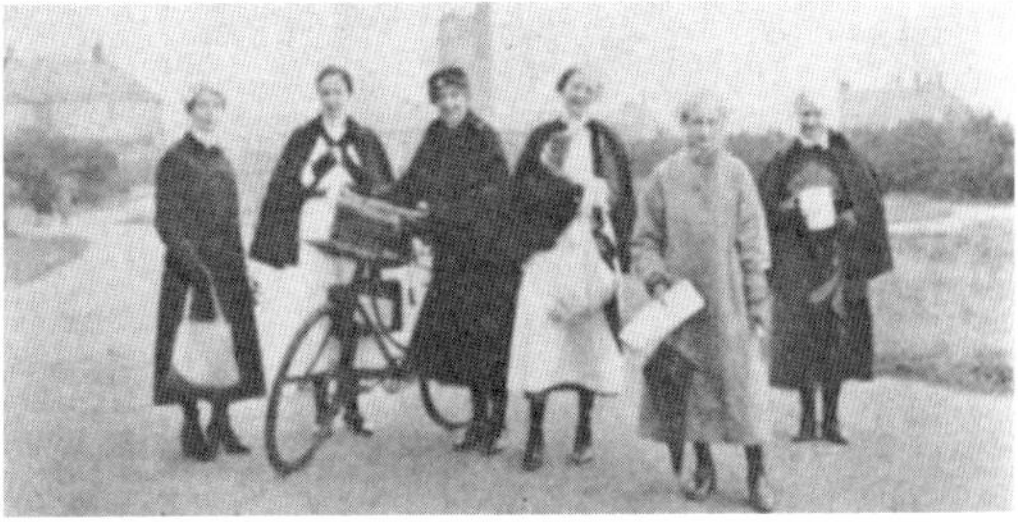

ベイシングストークのパーク・プレウェット病院のシスターたち

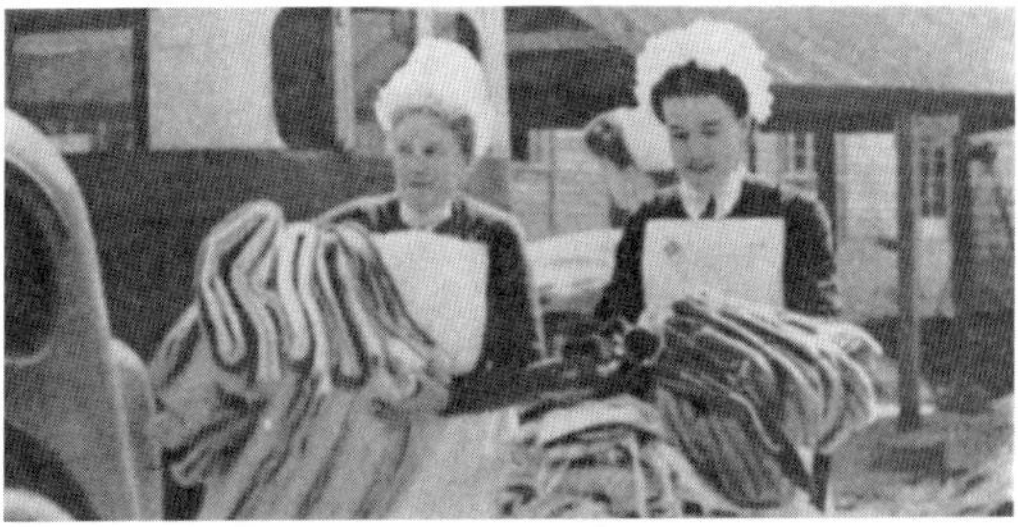

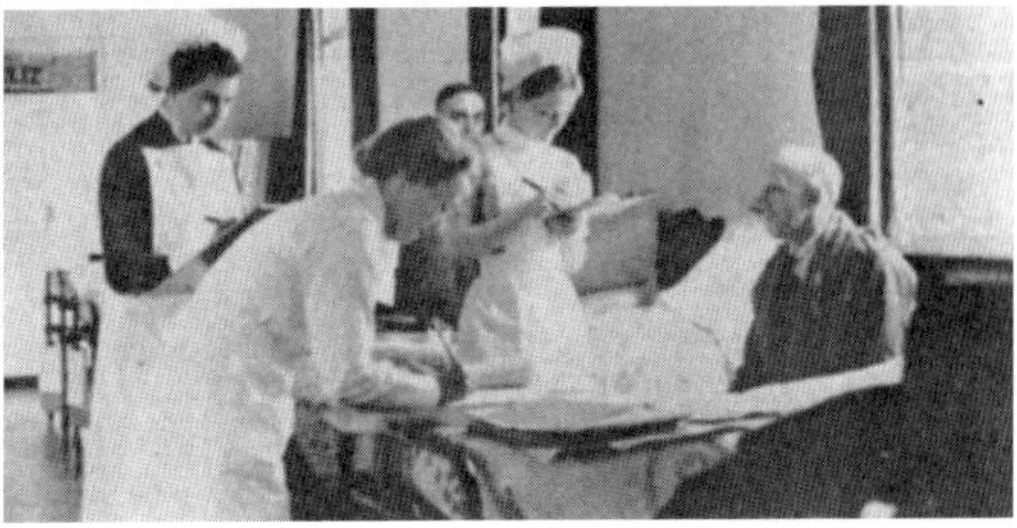

ハイデスティルでの様子（上：毛布の積みおろし、下：患者の入院）

たちはすぐここに学校を設立しはじめた。家主夫婦の親切のおかげでここにとどまっていたが、一九四四年八月、家庭の事情からやむを得ず契約が終わった。

ちょうどこの時、エディンバラ王立施療病院の理事会と看護婦長から、自分のほうの看護陣がロンドンへ出向いて、長い間「戦線」のホームにいる人たちを救援したいという親切な申し出があった。これを配置する方法にはさまざまな困難があったが、この施療病院に、代わりの収容施設が見つかるまで養成予備学校に家を貸してもらえないかと頼んだところ、彼らは喜んで同意してくれた。そして学校はこの王立施療病院の寛大な、友情に満ちた厚遇を三学期間喜んで受けることになった。コンスタンス・ドビー嬢（のちのジェイムスン卿夫人）は当時の主任看護婦だった。彼女は看護婦長（スメイル嬢）から受けた歓迎と、ホーム・シスターや養成予備学校のシスターたちの協力と、また、ロンドンの看護婦たちがナイチンゲール・ホームの一つの階に集まれるようにと、看護学生たちが、「私たちは自分の部屋を明け渡して別の部屋へ行きます」と名案を出したあの愉快な方法などを感謝の念をもって思い出している。ナイチンゲール看護婦養成予備学校とエディンバラ王立施療病院が共通した多くの貴重な伝統をもっているのがわかったとき、それはまた喜ばしいことであった。

一九四五年三月、養成予備学校は、楽しい思い出と親切だった施療病院に深い感謝を抱いて、南へ戻った。学校は荘園領主の邸の庭と外まわりに建設されたが、のちにナイチンゲール・ホームがロンドンに戻ったときには、それはこの邸内に設けられたのである。そして専任シスターは、アレン嬢の結婚後、一九四五年に就任した、有能で元気のよいキャサリン・ガムレン嬢であった。

設立以来の養成予備学校の機構上の改革は、教育課程の期間、病室との接触、各セット内人員の増員、それに伴う職員の増員、看護学生の入学年齢の引き下げ等に関したものであった。教育課程は今回は、元の六週に代わって一〇週となった。病室との常時接触は、

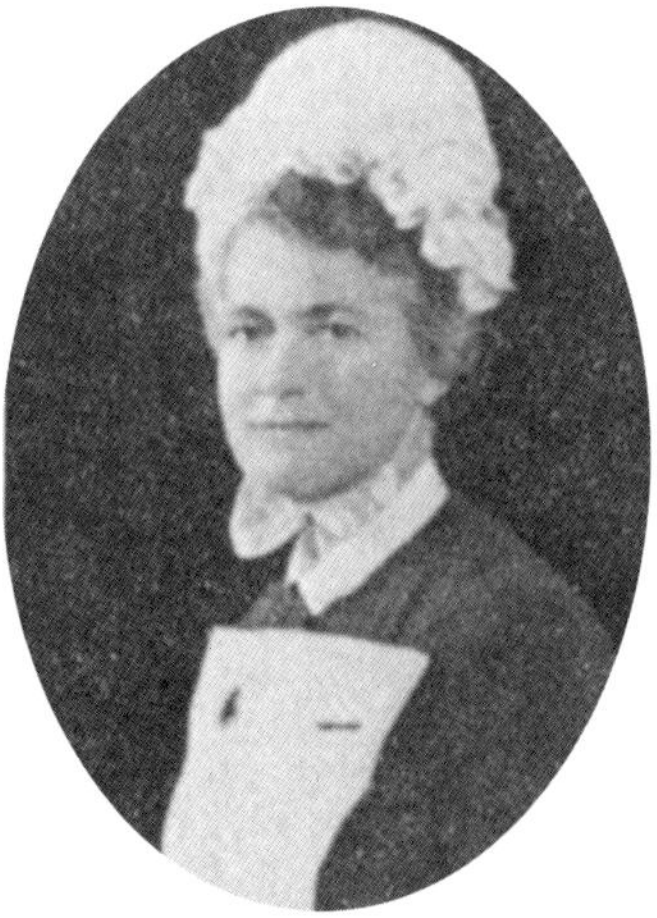

キャサリン・M・ガムレン
(養成予備学校専任シスター：1945 ～)

残念なことに、学校と病院が離れているため不可能になった。人員は、国民保健サービスが、理事会の下に病院をグループ化して実施されるとすぐ、二〇人ないし二五人から四五人ないし五〇人に増加した。入学年齢は戦争の勃発と同時に二〇歳から一九歳に引き下げられた。専門家のよりすぐれた判断にさからってまで、さらに年齢を下げる試みには抵抗があった。

新しいセント・トーマス病院の計画によると、養成予備学校はロンドンに帰って病院に近接することになる。これには多くの利点はあるだろう。が、荘園領主邸にあったときの、ガムレン嬢とデビス嬢のもとでの幸せだった家庭生活は過去のものだという哀惜のため息も必ず聞かれることだろう。

医学校がゴダルミンに移転し、ナイチンゲール・ホームがウインクワース・ヒルに建設されるときも養成は続いたが、看護婦たちは二つのセント・トーマス病院（ロンドンとハイデスティルの）と、チャーツェイのパーク・プレウェット病院とボトレイパーク病院との間を往来した。ヒリヤーズ嬢とゴウルド嬢は、全員に同様の経験を等しく分け与えるような、また看護学生全員に、講義要覧を十分に、必ず行きわたらせることができるような複雑な移動表をつくった。教育不足を経験するらしい一年生のために勉強日システムが計画された。その結果、教室では講義、図解説明、実習、勉強等の時間が生まれ、病室では決まった人数の看護学生が確保されるようになった。

こうして戦争は続き、ロボット爆弾（V1飛行爆弾、爆鳴弾など）の飛来と共に緊張が高まった。ロンドンの病院はおもな命中弾九個と、地雷一個、そして無数の高爆薬弾と焼夷弾を受けて甚大な損害を被った。

医師、看護婦、マッサージ師および事務職員のなかに数人の死傷者を出したが、緊急地下病室を一般病室にあてて、そこに患者を避難させ看護していたので、患者には一人の死傷者もなかった。ヒリヤーズ嬢に激務の影響が現れはじめた。扇形区域の疲れる巡回から絶え間ない爆撃の緊張へ戻りながら、彼女は人にはわからないと思っていたが、その足どりは重く、のろくなり、そして肩は落ちてきた。事務室に近づくと、彼女は勇気をふるって、うるわしい微笑と元気な言葉で同僚に接しようとした。この年月の間、クード嬢（戦争勃発時は病院に帰っていた）、ハーレイ嬢、ビール嬢（被災したシスター）、その他はずっとロンドンにとどまって、大きな環境の変化のなかで伝統を守り、不動の意思をもって危険に立ち向かっていた。

平和になってみると学校はまだ残っていた。教育は、教室や病室で続いていた。また多くの損害を受けながらも、病院もまだ残っていた。ヒリヤーズ嬢について言えば、学校が着実に前進する時期になるだろうと彼女が期待していた年月は、看護水準が後戻りしたり、喪失したりするのをどうにかして防ごうと絶望的なあがきのうちに過ぎたのだった。彼女にとって今の勝利の喜びは、勝利の成果が自分のものとはなるまいと知って、しめっぽいものとなった。一九四五年、彼女は退職した。最後まで勇ましい姿だった。当然受けてよかった休息さえも、長くは楽しめなかった。一九四八年五月一九日朝、彼女が代表者であったローヤル・カレッジ・オブ・ナーシングの選抜委員会へ出かける用意をして、彼女は倒れた。まもなく彼女は、意識を取り戻すことなく、安らかに亡くなった。

# 17 大戦後の再建

スミス嬢はヒリヤーズ嬢の後任者であるが、彼女が見たものはヒリヤーズ嬢が直面していた状態とは非常に違っていた。ナイチンゲール・ホームと病院の一部は荒廃していた。看護婦たちはハイデスティィルやロンドンだけでなく、パーク・プレウェットやボトレイパークでも働いていた。看護婦ホームを見つけなければならず、教室を再開し、職員、学生を選び分けなければならなかった。ある場所には勇ましく旗を揚げて、「扇形区域の習慣」に水をささなければならないこともあった。ナイチンゲール看護婦養成予備学校はある意味で本質を失って、過去の偉大なる姿はなくなっていた。増員と昇給は、ナイチンゲール基金審議会が学校の費用を賄い続けることを不可能にした。ナイチンゲール基金と学校は、財政で結びついていたより、むしろ伝統と儀礼上で結びついていた。学校の独立はおおかた失われていた。一九四九年の看護法によって、地域看護教育委員会がつくられたことから、国民保健サービス所属の看護学校はすべて、かなりの経済的独立を勝ち取ったのだが……。

スミス嬢は、ナイチンゲール基金審議会の当初のメンバーだったトマス・クロフォード卿の孫娘にあたる。彼女はセント・トーマス病院の病室シスターだったことがあるが、外部の仕事についたのち、一九三九年にヒリヤーズ嬢のもとに副看護婦長として戻ってきた。大戦の初期をロンドンで過ごし、のちハイデスティルの看護婦長代理になった。彼女は困難な時期のヒリヤーズ嬢をしっかり支えてきて、すでに看護婦たちの信用と信頼を得ていた。これが再建の仕事の困難を少なくしたのだった。

シスターたちは軍隊からだんだんと学校へ帰ってきた。彼女たちが、事務室、ホームあるいは病室等へ再就職をしたとき、過去の伝統と安定性を身につけて持ち込んだが、これは、すでに失っていた多くのものの復活に大いに役だった。

看護婦たちはますます、ロンドンとハイデスティルに集中した。ナイチンゲール・ホーム・

シスターのスコット嬢は、チェルシーコートのエンバンクメントぞいの新ナイチンゲール・ホームの見習生にやさしい支配力を行使した。ガムレン嬢は、新入生たちを、ゴダルミンの荘園領主の館の、新入生の職業上の責任者たちに絶えず紹介した。ヒリヤーズ嬢、スミス嬢、ゴウルド嬢などの着手したブロック・システムを改善するため、チューターが大幅に増員された。この計画のはじめ、「立ち聞きすれば癪《しゃく》の種」という古いことわざが真実だとわかった。一人のチューターが電話ボックスの近くの事務室で書きものをしていて、ハイデスティルの第一次実験ブロックに出席している看護学生と、ロンドンの若い仲間との間で交わされていた次の会話をふと耳にした。

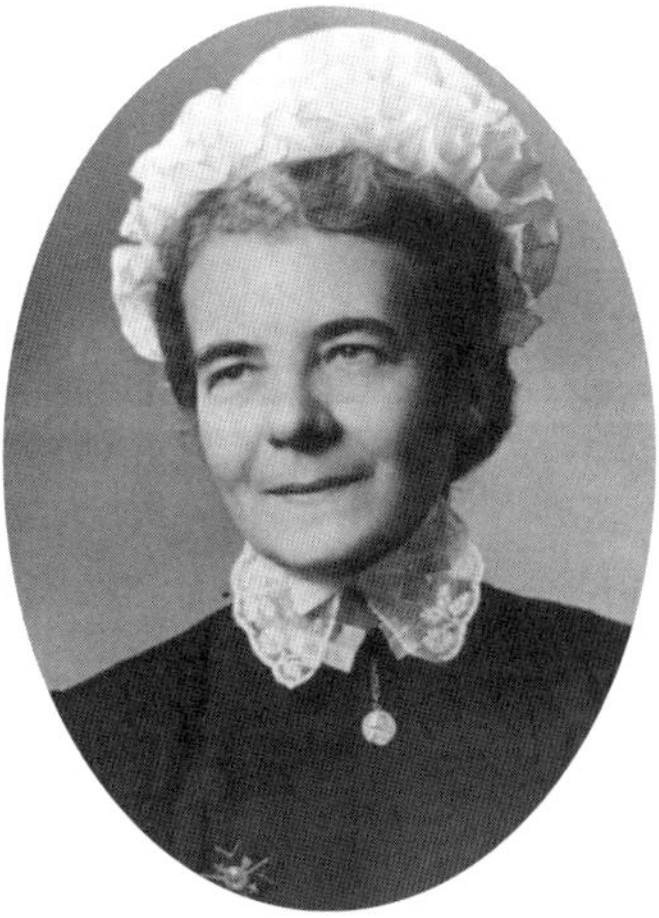

マーガレット・J・スミス
(セント・トーマス病院看護婦長兼養成予備学校長：1945 ～ 1955)

その仲間は明らかに、第一日はどうだったかと聞いたらしい。「あら、たやすいことよ」。それから、おそらく「何をするの？」という質問に答えて言うことには、「あら、最初の人が私たちの前で立ち上がって、しゃべるのよ。それから他の人もよ」。

このシステム、つまり看護学生は、教育中、学習中、または実習期間中は、病室勤務を免除されるというシステムの評価がその年末にはじまった。試験結果は、知識がよりよく吸収されていたばかりか、研究期間後の病室レポートがたいへん進歩したことをしばしば示した。それは指導と同じくらいに、心身の休息、緊張の緩和、思考の時間等にも配慮がされたために違いなかった。

スミス嬢は戦後のナイチンゲール看護婦養成予備学校の地位を強化した。ナイチンゲール基金審議会とのつながりが弱まったので、教育のことをもっぱら助言してくれる団体の必要を感じて、スミス嬢とゴウルド嬢はナイチンゲール看護婦養成予備学校教育委員会を設立した。ナイチンゲール基金審議会がこの委員会に二人の代表を送った。一人は女性である。理事会会計のアーサー・ハワード卿が議長に選ばれた。他の会員たちは、医師、病室シスターを含む看護婦や教師たちであった。

教育指導、病室指導が必ず正確に、均等に行き届くようにするため、スミス嬢とゴウルド

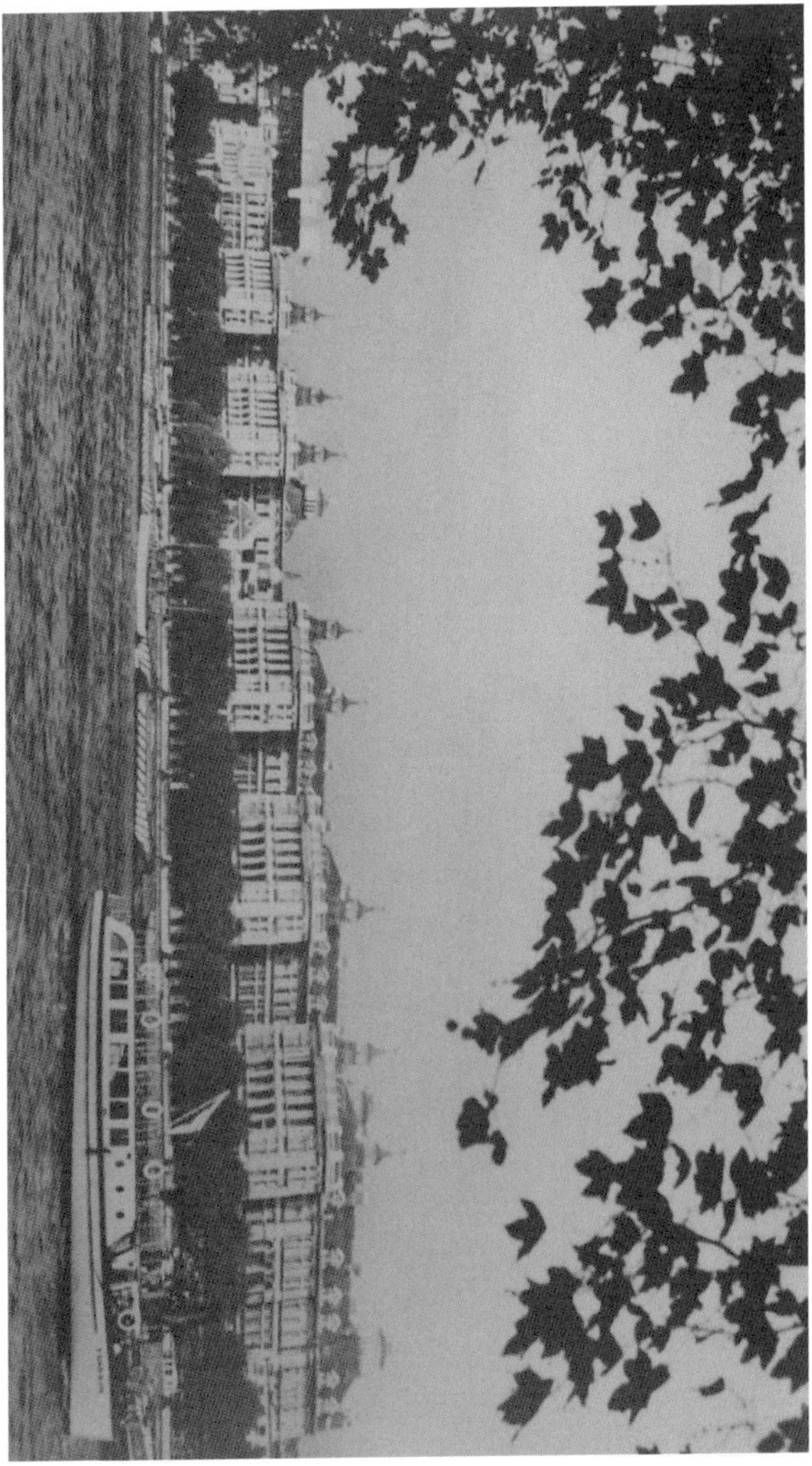

再建されたセント・トーマス病院

嬢は実行委員会を組織した。初期の頃はおもに、経験豊かな病室シスターたちで構成される小委員会があらゆる実際的な看護手順を吟味する、という非常に困難な仕事だった。シスターの全体集会のたびに、よく吟味された完全な報告書がつくられた。討論され、修正が加えられ、最後の賛成を経てのち、実行事項の写しが病室や各科に回され、書類に綴じられ、整理された。この方法は今なお続いている。

一九四八年七月の国民保健法施行後に起こった大きな変化は、看護婦長職やその看護管理の役目に多くの調整を余儀なくされた。短縮された仕事時間といっそう増した看護婦の需要等で、募集人数は当然増やさざるを得なくなった。セント・トーマス病院は、英国内の他の大部分の病院と共通しているが、長年、病室に職員を備えるのに、ある程度まで看護学生に頼ってきた。そこから生じた問題のなかに、看護学生全体の実地教育の不足があった。それは一つの病室チームに看護学生が多いことにも起因したが。このように病室シスターから各人が個人的にベッドサイドの実地教育を受けることがむずかしくなってきたのだった。こういう個人教育こそ過去の特徴だったのだが。スミス嬢は、この問題解決の一助に、病室看護婦(職員)の人数を増やした。シスター・チューターたちもまた、病室と密接な接触を保ったり、病室シスターと協働して病室で若干の実地教育を行ったりして問題を少なくしようとした。この間、看護の実地教育に熱心だったシスター・チューターのベル嬢が専任の臨床教師に任命されたが、彼女は教室に基礎を置き、病室教育と教室教育に一貫性をもたせることに成功した。

ナイチンゲール嬢は常に健康の学問の教育と研究の必要性を強調していた。この問題の重要性は戦後数年にしてはじめて全面的に理解された。ベル嬢はチューターとして、ランベス地区で奉仕する公衆衛生看護婦と病院の社会事業部の指導員たちと協働して、講義、訪問、討論等の項目中に保健学を導入する責任を負わされた。スミス嬢自身はオーコンネル嬢、ホーン嬢らと共に、サザンプトン大学と協同して実験的な五年課程を計画したが、これは学生を、登録簿の

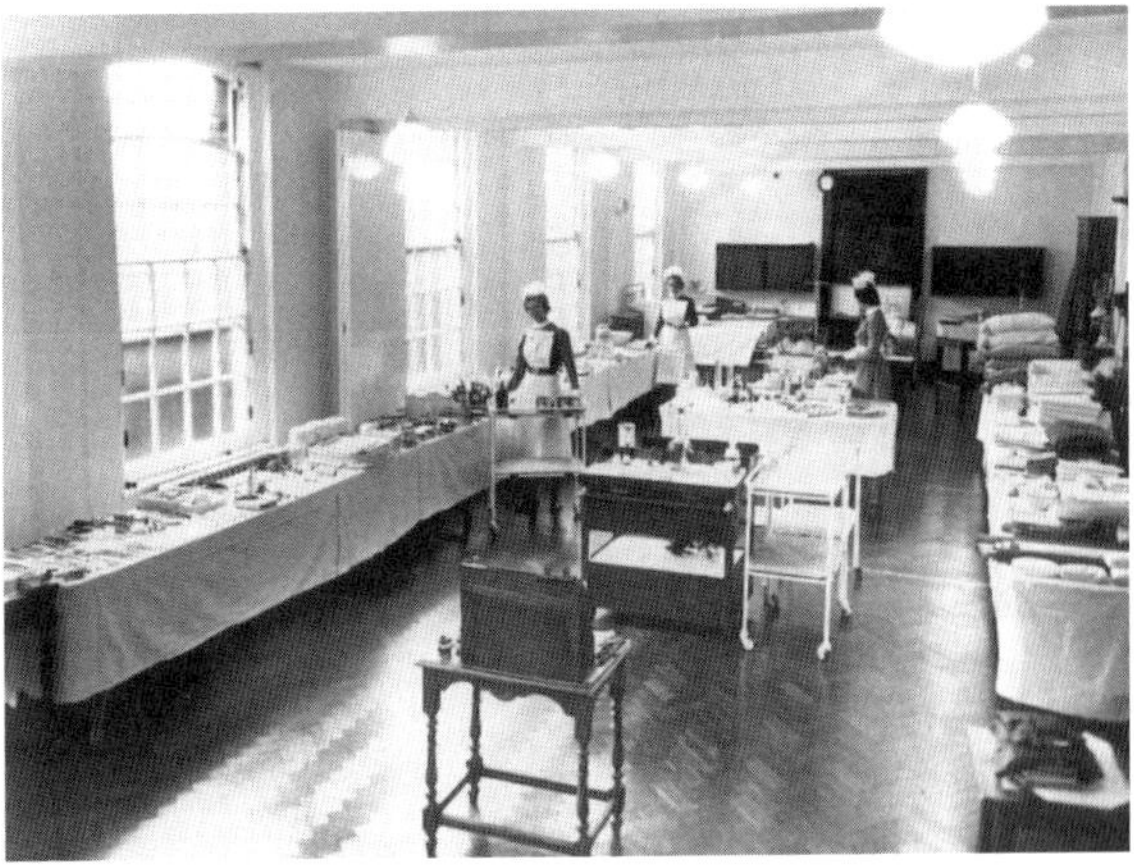

試験の準備がされた教室（1959）

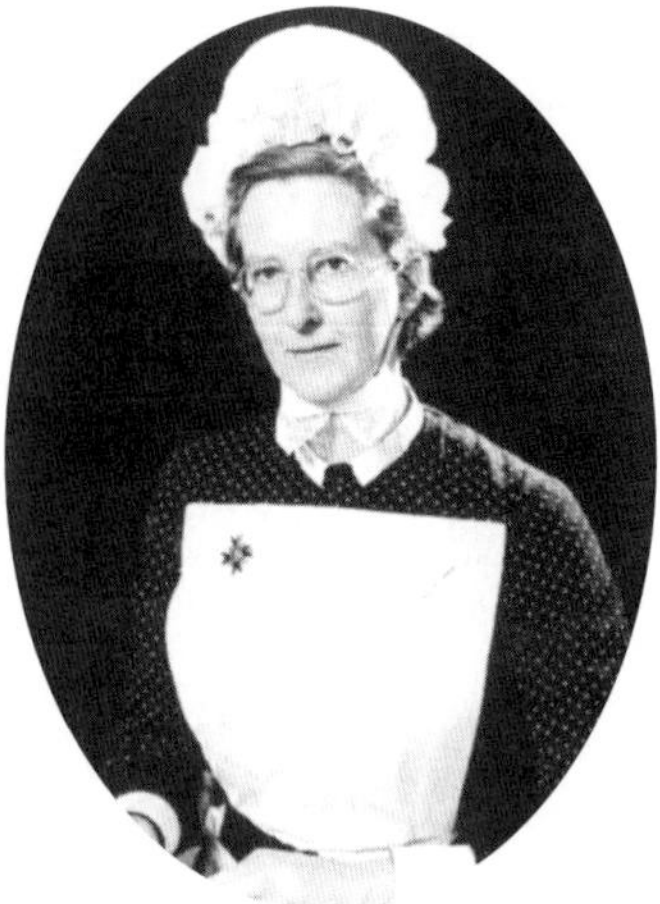

ロザムンド・ホーン
（養成予備学校主任シスター・チューター：1955 〜 1972）

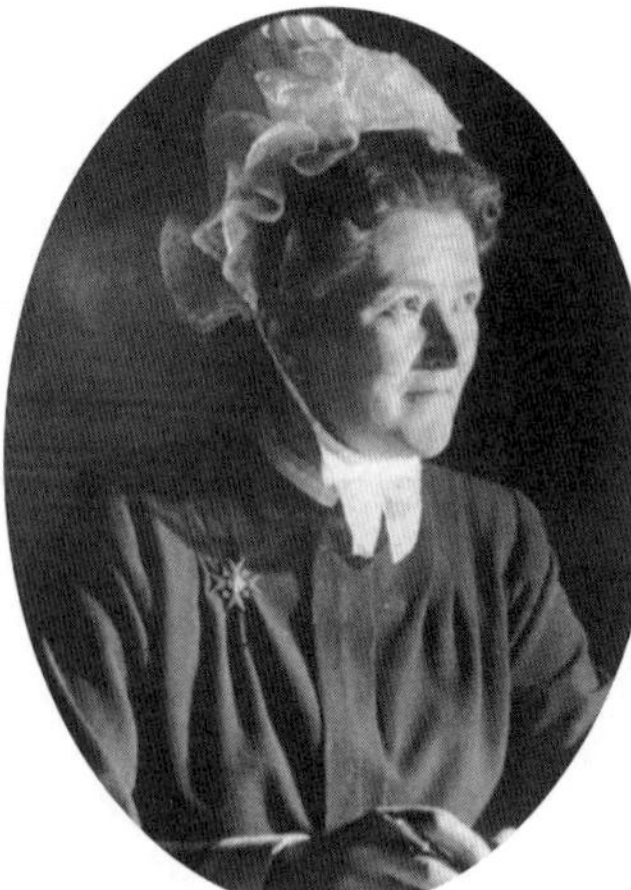

テオドーラ・ターナー
（セント・トーマス病院看護婦長兼養成予備学校長：1955 〜 1965）

一般部門の看護婦として、また王立衛生会（現・王立公衆衛生協会）の免許証をもつ訪問保健婦として、国家登録に備えようというのであった。この課程は一九五七年、成功裏にはじまった。

精神科看護を経験させるための出向措置が一九五五年にはじまった。これは一度に四人の看護学生を三カ月間、エプソムのロンググローブ精神病院で勉強させるのである。このような措置の前例としては、一九五〇年に、結核の実習のためにハイデスティルのジョージ五世サナトリウムへ一度に一〇人の看護学生の出向が手配されたことがある。

一九五五年、まずゴウルド嬢が引退し、ついでスミス嬢が引退した。二人の持ち場にはそれぞれ、主任シスター・チューターにはロザムンド・ホーン嬢（オックスフォード大学BA★10）が、またナイチンゲール看護婦養成予備学校長兼セント・トーマス病院看護婦長には英国赤十字協会のテオドーラ・ターナー嬢が新任した。一九四八年以来、看護婦長代理をしていたペリン・ブラウン嬢は引き続きそのポストにとどまり、一貫した計画と管理を貫いたホーキンス嬢はすでにスコット嬢に代わって、ナイチンゲール・ホームのシスターになっていた。

★10 Bachelor of Arts（文学士号）の学位の略記。

# 18 将来の見通し

ターナー嬢は、セント・トーマス病院で病室シスターを務め、フロレンス・ナイチンゲール国際財団の管理課程を修得したが、その後、第二次世界大戦中はアレクサンドラ皇后帝国陸軍看護部の予備隊で殊勲を立てた。それからセント・トーマス病院の看護婦長室に戻ったが、リバプール王立施療病院に赴任し、六年後にバーミンガムのローヤル・カレッジ・オブ・ナーシングの教育管理官になって、立派な管理経験と教育経験を生かして骨の折れる仕事を処理した。

以前につくられた計画は、新体制になってからさらに改善されたが、初期にはどんな主要な改革も不可能だった。当時は、新しいセント・トーマス病院、新ナイチンゲール・ホームおよび同学校等の再建のための協議や実験や研究等に、また養成における新しい実験等にかかりきりだったからである。ターナー嬢とホーン嬢は、理事会から、大陸の看護学校を短期間見学に行って、新ナイチンゲール看護婦養成予備学校に取り入れてもよさそうなアイディアを収集してきてもらいたいと要請された。マホーネイ嬢は、中央滅菌方式とリカバリー室の調査研究をするためにナイチンゲール基金審議会から「一〇〇年記念奨学金」を受けたが、これらの問題は、その効果と看護教育への影響に関するものであった。

こうして開校第一〇〇年の年が明けていく。同時に過去の反映が表われ、また希望に満ちた明るい見通しもある。病院も学校も復興する。学校は強化され、かつ力強く高い看護の水準を支持し、建築計画にしたがって完成するのを、鋭意待っている。そして新建築は、新しい考え方、あるいはほぼ一〇〇年前にナイチンゲール嬢の着手した基本線にのっとりながらも、新しい時代に適合する考え方を生み出す刺激となるかもしれない。

## ナイチンゲール看護婦養成学校のその後

一九九一年　ナイチンゲール看護婦養成学校廃止。ナイチンゲール看護婦養成学校とトーマス・ガイ&ルイシャム看護学校（Thomas Guy & Lewisham School of Nursing）、オリーブ・ヘイドン助産婦学校（Olive Haydon School of Midwifery）が合併し、ナイチンゲール&ガイ・カレッジ看護・助産学科（Nightingale and Guy's College of Nursing & Midwifery）が発足

一九九二年　ナイチンゲール・カレッジ・オブ・ヘルス（Nightingale College of Health）に改称

一九九三年　キングス・カレッジ・ロンドン（ロンドン大学）内のノーマンビー・カレッジ・オブ・ヘルスと合併し、ナイチンゲール・インスティチュート（Nightingale Institute）を設立

一九九六年　キングス・カレッジ・ロンドンに完全統合

一九九八年　キングス・カレッジの看護学科と合併し、フロレンス・ナイチンゲール看護・助産学科（Florence Nightingale Division of Nursing & Midwifery）に改称

一九九九年　フロレンス・ナイチンゲール看護・助産学校（Florence Nightingale School of Nursing and Midwifery）に改称

二〇一四年　フロレンス・ナイチンゲール看護・助産学部（Florence Nightingale Faculty of Nursing and Midwifery）に改称

二〇一七年　キングス・カレッジのライフサイエンス・医学部にあったシシリー・ソンダース・インスティチュートが看護・助産学部に移動し、学部名をフロレンス・ナイチンゲール看護・助産・緩和学部（Florence Nightingale Faculty of Nursing, Midwifery & Palliative Care）に改称

# 付記

1

# ナイチンゲール時代以前のセント・トーマス病院

### 最初に記述された『看護婦長の義務 一五五六』からの抜粋

貴下の職分は第一に、貴下の名（すなわち看護婦長）にふさわしき真の勇気と徳を備えたる母性的女性たる態度をとることなり。理事会が当病院に入院せしむるすべての貧民の宿泊およびその配置については貴下に任さるべし。貴下は貧民にやさしき目を注ぎ、神の御心にそう如くに熱意をもって彼らを遇し看病すべし。また貴下は当病院唯一の主婦、すなわち看護婦長に任ぜられるものなり。……なおシスター諸姉が貧民の仕事に従事していて居らざる時は、貴下は彼女らをして羊毛の梳毛★11を紡がしめ、あるいは病院にとって適当なる仕事をなさしむべき。……今後、貴下は少量たりとも酒を飲むことを得ず、また貧民たちが病院の規準食をとる他は院内にて彼らに飲食せしむべからず。また貴下は看護婦長たる以上、病院の内外いずれにても、エイル（ビールの一種）、ビール、パン、バター、チーズ、その他いかなる食品も売ることを得ず。……もし貴下にして、当病院の職員その他になんらかの間違いがあり、それが当病院の損失、あるいは名誉毀損になることに気づくならば、それがいかなるものにても、貴下は当病院の会計、あるいは二人の施物係に知らしむべし。指図は彼らが適切と思うところに任せ、貴下はそれ以上介入すべからず。

### 『シスターの義務 一五五六』からの抜粋

諸姉の職務は、当病院にて真実に、忠実に奉仕することにして、われわれが諸姉の女主人かつ支配者として任命したる看護婦長に従うことなり。諸姉は、ののしること、口やかまし

★11 洗毛後の比較的繊維の長い羊毛を、くしけずって平行に引きそろえ、短繊維や不純物を除去すること。

く言うこと、神を汚す語を口にすること、酔うこと等すべてなすべからず。諸姉はあらゆる行為において高潔にして従順、かつ勤勉なるべし。諸姉は心から熱意をもちて、諸姉の本分を遂行すべし。すなわち、諸姉の管理する病室を常に清潔に心持ちよくしておくこと、また諸姉の管理にゆだねられたる貧民らが、衛生的に、清潔に、心持ちよく居られるようなしおくこと等、いくつかの本分のことなり。……諸姉がもし、当病院にての奉仕期間中に恋愛し、なんびとかと婚約したる場合は、その婚約や浮気が知れしだい、諸姉は当病院を解雇さるべし。また、何時にてもあれ、もし貧民らが看護婦長、コック、病院牧師、執事、あるいは酒類管理用務員長のいずれかにより不当な扱いを受くることに諸姉が気づきたるときは、諸姉は病院の一、二人の理事に当件を知らせ、指示を仰ぐべし。諸姉はそれ以上介入すべからず。以上が諸姉の職分なり。

『看護婦の義務 一八四四』

一　当病院の看護婦長とあなたのシスターに対し、何事もていねい、勤勉、かつ従順でなければならない。いかなる口実があっても、看護婦長あるいは病棟のシスターの承諾なくしてこの病院を離れてはならない。

二　自分が世話する担当患者を親切に扱わなければならない。なお患者の身体、寝具、ベッドその他がいつも清潔であるようにしておくこと。また患者に食事や飲み物を気持ちよい状態で与えること。

三　医師が患者の包帯手当てをする全時間、それに従ってその手当ての助手を務め、汚れた巻き包帯、当てもの、その他すべてを取り除き、清潔なものに代えておかなければならない。

四　湿布を要する患者には、医師の指示があるたびに、指示どおりに湿布をしなければならない。病室で命ぜられたり与えられたりするすべての薬や治療の適用および作用等に気をつけなければならない。

五　衰弱し、身体不自由な患者にはいつでも付き添って介助ができるよう、常に手近な場所に待機していなければならない。

六　衰弱し、身体の不自由な患者に処方されるすべての流動食、あるいは他の適切な食物を調理し、またすべての飲み物を温める。

七　病室のすべてのベッドを整える。病室全体のベッド、床、テーブル、長椅子、廊下、階段、屋根裏部屋等を磨いたり、清潔にしたりする。この場合、シスターが手伝いをさせてもよいと考える患者に仕事を手伝わせてもよい。

八　ビールの缶、スープの桶鍋、肉皿、皿等をいつも清潔に磨いておかなければならない。

九　ビール配給ベルが鳴ったら、酒類管理用務員長の傍に行かなければならない。病室まで無事にビールを運ぶことのできる患者をいっしょに連れていき、途中で飲まれるのを黙認しないで、缶がすっかり病室へ運ばれたかどうかを調べること。同様にパン配給のベルが鳴ったら、パンの塊を、それをもらう資格のある患者のために取ってくること。また食事のベルが鳴ったら、各患者に指示されている正しい支給量をコックから受け取ること。

一〇　病室で使用されるすべての不潔な巻き包帯、布切れ、当てもの等を洗わなければならない。そのため執事から割り当て量の石けんを月ぎめで受け取ること。自分の怠慢で巻き包帯、当てもの等が一つとして失くなったり、台なしになったりすることのないよう、管理しなければならない。

一一　衰弱や病気のため介助を必要とする患者の身体や寝具等を清潔にしなければならない。

## 『不寝番の付き添い[☆3]の義務 一八四四』

一 冬は夕方の七時に、夏は八時に病室に入室すること。そして冬は午前一〇時に、夏は一一時までに仕事を終えること。それ以後はひきとって寝てよい。

二 毎夜、冬は八時、夏は九時までに、すべての患者のベッドに清潔で適切な用具を備え、また毎朝、夏は六時、冬は七時までに、すべての不潔用具[★12]が清潔にされ、そのあるべき位置に運ばれ、空にされているように気をつけること。

三 しばしば患者のベッドに行き、患者がどのような状態にあるかを見なければならない。もし悪化の徴候を認めたら、それをただちにシスターに知らせなければならない。

四 眠り込んだり、横になったりしてはいけない。もしそれが見つかれば、ただちに解雇される。

☆3 一八五三年までは、養成を受けていない夜の付き添い人だけが夜の看護に当たった。

★12 夜間用尿器等を指す。

# 2

# ナイチンゲール見習生の手紙

## L．C．ウィルソンの手紙

一八七六年三月一九日

なつかしいジニー

私は今、新しい仕事にすっかり落ちついています。たしかに私は、患者と、患者のための仕事に関するかぎり、この新しい仕事が好きです。私の最初の仕事が男子外科病室担当だったことはご存知でしたね。私はかなり心配でした。しかし病院では、新入見習生をきわめて徐々に仕事に慣らしてくれます。第一週の私の仕事は、持ち運びやベッドづくりなどでしたが、たまたまその週は、その病室が事故救急患者を入院させる当番だったのと、通常の仕事も職員交替でくるい、私にとってはあれこれとかなりきつい週になりました。先週と先々週は何事もなくふつうどおりに過ぎました。ベッドづくり、カラシ布づくり、身体の不自由な患者の洗面、手洗い等の初歩段階から、温湿布、冷湿布、また薬液包帯などをしたり、医師助手（学生です）がむずかしい患者の手当てをするときにその助手を務めるなど、ちょっとした手当てができるようになりました。そのうち彼らが朝した手当てとまったく同じことを、私が夜もう一度するようになるでしょう。今日は彼らのすることのいくつかをお知らせする暇はありません。でも日記の形で、先週の私の仕事のあらましをお知らせしましょう。

　月曜、六時起床。六時半朝食、七時（病室）勤務に就く。七時半までベッド整備の手伝い。五分間お祈り。医師の特別治療の準備。八時、彼が一〇〜二〇人の学生を従えて入室。ベッドからベッドへと医師のおともをして、包帯を取ったりして患部を彼らに見せる。命じられれば別の方法で包帯を巻く。風紀上、女性の同席を禁ずる症例の全患者の周囲に幕を張る等々。医師回診の朝はこういうことに二時間ほどかかりきりです。私たちの病室では、月曜日と木曜日が医師回診の特別日なのです。一〇時半頃、仕事を離れてお茶の時間、着替え、授業の下調べ。一一時半から一時まで授業。授業は医学用語集の用語を二頁分書き写し、記憶する。頭の骨、その数、位置と名称、その作用等についての先週の授業の復習。一時、正餐。正餐後、テラスの散歩。二時、勤務に就く。外科助手について歩く。患者のための仕事はほとんどしなかった。医師がカルテに何か記入した場合、患者処方箋を読むことに関してシスターから教えを受ける。患者のお茶を入れる。五時、自分のお茶を入れるため仕事を離れる。六時、勤務に就く。

月曜日は入浴日なので大騒動です。動かしてもよい患者は全員毛布にくるみ、大きな車椅子に乗せて入浴係の男性が浴場まで連れていって、ごしごしと洗うのです。動けない人たちは私たちが洗わなければなりません。私はある月曜の朝、それをはじめました。シスターが、「あなたは○○さんの片方の脚を（もう片方の脚は骨折していた）洗うことになっています。いらっしゃい、やってみせますから」と私に言いました。ゴム防水布、タオル、石けん、水などがあり、テレビン油と油入りのジャーが用意してありました。彼女は袖をまくり、患者のよいほうの脚の着物を脱がせて、ごしごし洗いました。「この患者は新入りで、入院するまで適切に洗ってもらっていませんでした。だから汚れを早く落とすため、テレビン油でこすりなさい」と彼女は言いました。それは魔法のようなはたらきをしました。膝の下を洗うとき、彼女は「ここは膝窩部です。覚えておかなくてはいけません。この次に脚骨折の患者が入院したら、たぶんあなたが洗うことになるでしょう。その場合に私はあなたに膝窩部の下をよく洗うよう指示しますが、あなたはそれを聞けば私の言う意味がよくわかりますね」と言いました。こういうふうに私たちは実習するのです。蒸しタオルによる温罨法（温蒸）は上腹部の上に、亜鉛華軟膏貼布は仙骨部に必要だと教わりました。

ところで日記を続けなくては。病室の、私が担当する列の患者は、臀部に慢性の膿瘍のある少年を除く全員が、入浴係の、通称ダフィンに入浴させてもらった。私は少年の脚を片方洗い、膿瘍をローションで洗浄した。床ずれ予防のため、背と仙骨部を精製アルコールで洗う。亜麻仁カス粉湿布をつくって傷をおおい、それを穂状包帯でしっかり巻き、排出膿汁がシーツを汚さないよう、彼のからだの下に石炭酸麻布を敷く。私は汚れたシーツを引っ張って取り替え、彼がパンくずや折目にわずらわされないで、さっぱりとひと休みできるようにした。枕をたたき、すっかり気持ちよくしておいてあげた。それから二六番患者の頭をローションを浸したリント布で手当てをし、油紙でおおい、包帯を巻いた。彼はてんかんで、燃えている火のなかに頭から落っこちたのだ。頭蓋は頭頂骨上約六センチがまるでむき出しである。私は医学用語ばかりで書いていますが、あなたは、私たちがどれだけ、それらの身体部分のことを言うのに専門用語を学ばなければならなかったかをおわかりでしょう。次に二七番患者の脚の手当て。ローションで洗浄してリストン副木《シーネ》に巻きつける。次に二八番患者の断端部を、石炭酸オイルで処置。二四番患者の足の温罨法。

　これが私の一週間の特別の手当てです。それから私は、受け持ちの到底回復の見込みのない患者について、看護婦の助手を務めました。彼は急速に死にかかっています。私が来た第一週に事故患者として運び込まれたのですが、その脚は足首から膝まで文字どおり砕けていました。彼はそれを切断することに同意しなかったのです。そしてとうとう壊疽になってしまいました。医師は患者が納得しなければ切断しません。医師が「切断しなければ自分は結果に責任がもてない」と彼に告げてから一〇日後に悪い事態になりました。彼は敗血症、つまり血毒で死にかかっているのです。

　混乱、過労等を防ぐため、外科病室は順番に事故者を受け入れています。男子外科病室は三室あるので、三週に一度順番が回ってきます。受け入れ当番の病室は、その一週間は病院に入院する事故者の全員を受け入れなければなりません。手持ちのベッド数以上の患者が来れば、一人、二人の入院中の患者をどこか他の病室で寝かせます。たいていどこかに、一、二の空きベッドがありますから。先週は一五人が入院、二人が死亡しました。その一人は電車に頭をひかれた少年です。回復の見込みはありませんでした。他の一人は、列車の緩衝器の間にはさまれてひどい内臓損害を負ったのです。

月曜と木曜は一時間半の授業があるので、食事時に費やす時間の他、一〇時半から一一時半まで運動の余裕があるだけです。他の日は午前九時半に病室を出て、三〇分間に休息とお茶の時間をとります。それから隔日に一一時半から正餐まで、または三時半から五時まで散歩の時間です。しかしご想像のように、それが私たちの唯一の勉強時間ですから、時々その時間にくい込んだり、自分の部屋の仕事がきちんとできていなかったりしがちです。ですから、学習でしばしば、正餐後三〇分の、川に面した本校の私用テラスの散歩に出られなくなります。病室での空き時間はシスターによる指導、つまり副木の当て方の習得、包帯の準備等に当てられます。

でも、もしホーム・シスターが入ってきて、私たちが運動時間に勉強しているのを見つけられたら、「外に出て空気を吸いなさい、健康を損なってはいけません」と言われてしまいます。私たちは今のホームにすっかり満足しています。そして受け合いますけれど、とても楽しい所です。あまりに変化に富んでいて、みんな自分のことを考える暇がまったくないくらいです。時間が早く過ぎるので、ここに来てまだ一週間しかたっていないような気がします。

見習生の時間はすべて縛られていますが、健康と快適さを保つことには考慮が払われています。私たちは病室の往復は分単位で正確です。仕事は、正職員のだれがいつ休息し、だれがいつ自分たちの仕事を交替しにくるかきめられていて、私たちが働きすぎないように、また仕事がじゃまされないように配慮されています。

この手紙は大急ぎで書きました。悪筆乱文にて悪しからずお許しください。次はアニーに出します。そしてはじめての外科手術の経験や外科医助手を手伝ったことなどを書くつもりです。あなたの母上様、ご家族の皆様によろしく。

愛情を込めて

L.C.ウィルソン

ロンドン、ウエストミンスター橋

セント・トーマス病院、ナイチンゲール・ホーム

一八七六年五月一三日

親愛なるアニー

ここに来て三カ月になります。私はすっかり家族の一員になって、老練者になったようなつもりでおります。というのは、あれ以来一〇人が入学してきたのですから。六月上旬には数人が去って、代わりの人たちがまた入ってきます。水の流れは決して乾くことはないのです。

三月と四月は男子外科病室を受け持ちました。今月、女子外科病室へ移ってきました。第一週はみじめな気持ちでした。女子はとてもわがままで、傷の包帯を取ってもらうときは、傷に触れるとも思わないのにいつも卒倒しそうな様子をします。

でも女子病室にはさまざまな患者がいますから、私たちはとても勉強になります。男子病室で私たちがしない手当てをすべての患者にするのですから。男子病室では尿道狭窄とか睾丸疾患などは、患者を幕でさえぎって私たちは世話をしないのです。

私が今いるアレクサンドラ病室には、シスターとしてアイルランド女性がいます。彼女は実際に気立てのよい女性ですが、患者をあまやかしすぎて、おしまいには患者たちは、彼女のポケットのなかのおこづかいを権利としていつも要求するようになりました。

私はカテーテルを使って導尿することを学びました。また乾式および湿式の採血カップ法★13も学びました。こうして自分自身を役だたせることを学んでいます。来週は卵巣切開手術がありまます。つまり子宮の腫物を取り除くのです。一か八かの危険な手術であると信じていま す。中年の未婚婦人です。

先日、私は出席できませんでしたが、「肝臓とその病気」と題する見習生のための講義がありました。本当の人間の肝臓を供覧しながらの講義なのです。

外科手術助手として、また症例記録係として働かされている学生は皆、とてもすてきな人たちです。私にはわかりました。仕事に関すること以外に彼らに話してはいけないのですが、彼らの仕事を手伝って三〇分以上一つのベッドの側に立って見ていながら黙っているのは人間性に反します。ですから目の前の病気について何かを学ぶのに熱心なら、せっせと質問するよい機会なのです。つまり、彼らが十分老練者であると自覚しているならばですが。もし彼らが若い初心者で、私たちのほうがやり方をよく心得ている場合は、私たちは結局彼らに勝ち誇ることになるに決まっています。これはかなりさかさまですが、彼らは実際、私たちに教わって喜ぶのです。

私がはじめて外科手術助手の手伝いをしたとき、助手が傷の治療をしている間、私が石炭酸液を傷に噴霧することになっていました。それまで私はスプレーを使ったことがなくて、どうしてよいかわかりませんでした。シスターがサンドイッチ先生に、私に教えてくれるようにと頼みました。すると彼は、「一つだけ知識を授けましょう。それは『やめるな』ということです」と言いました。ボールを押さえることをやめるな、という意味だったのですが、彼はそんな言い方をしなかったのです。私はどうしてくれと言われているのかわからず、彼が私の手から器具を取るので、私の手伝いがいらないのだと思い込みました。「では、私は行ってもよいのですか？」事のバカバカしさは、彼の威厳もたまったものではなかったのですが、彼は不慣れな者を笑うなどという不作法なことはしませんでした。でも私はすぐに自分の間違いに気づき、心から笑ってしまいました。その仕事はとてもうんざりする作業です。慣れないうちは手の筋肉がひきつってきます。彼は二度中止して私を休ませなければなりませんでした。私は彼に、「あなたにとてもバカな助手だと思われるのではないかと心配です」と言いました。もちろん彼はとても礼儀正しい人なので、そんなことは言いませんでした。

★13 吸い玉を使う手技。皮膚に小切開等を加えておき、ガラス製の吸い玉を低圧にして徐々に血液を吸い出す方法をwet-cuppingと言い、皮膚を傷つけないで、その局所に血液を吸い寄せるために吸い玉を使う方法をdry-cuppingと言う。

今度はあなたからの、ニュースに満ちたお手紙を期待しています。それまでにひとかかえもすばらしいものを集めて、教えてくださらなくてはいけませんよ。取り急ぎの乱筆乱文をお許しください。私は、からだの運動のことをもっと念入りに書かなくては。これから仕事の日記をつけるのですが、とても面倒です。ジニーによろしく。彼女の手紙は楽しかったわ。あなたのお母さまにもよろしくお伝えください。それから、キャラコを送ったかどうかを私の母に聞いていただけますか。家に手紙を書くときに、いつもたずねるのを忘れてしまうので。

愛情を込めて
L.C.ウィルソン

ロンドン、S.E.セント・トーマス病院
ナイチンゲール・ホーム

## メアリ・キャドベリの手紙（抜粋）

一八七三年四月一七日（母宛）

### ●ウォードローパー夫人の最初の面接

門衛に教えられて、私はウォードローパー夫人の部屋へ行きました。彼女は不在でしたが、通りがかりの「シスター」に聞きますと、W夫人（ウォードローパー夫人のこと）は昼食に帰られて、三時まで戻ってこないということでした。その時は二時半でした。彼女は私に、面会を約束しているかと聞きました。夫人はふつう、午後ははじめての人には会わないからです。私は、一週間前に手紙を出しただけで、まだ返事をもらっていないと言いました。彼女は待合室で待つように言いました。サリーは知っていますが、W夫人に会うためにあなたが通り過ぎて行かれた部屋です。三時が近づくとシスターが数人やって来ました。皆W夫人に話のある人たちでした。彼女が外で数人の医師たちと長い間立ち話をしているのが聞こえました。ついに彼女は自分の部屋に入り、そこでつぎつぎとシスターたちと話しました。私の番が来て、彼女は私を手招きしました。彼女は私を覚えていませんでした。私は先日とはすっかり違った服装をしていましたし、そのうえ彼女はとても多くの人にお会いになるのですから、いくらなんでもそんなに早く顔を覚えられないと思います。たぶん、敏感に人の顔を覚えるたちではないのでしょう。「思い出せなくて失礼」とおっしゃって、とても愛想よくしてくださいました。

ちょうどあの日、私の手紙に返事を書くおつもりだったそうです。ひっきりなしに何人もの人と話さなければならなくて、まったく時間に追われていらっしゃるそうです。現在も多くの人たちが入学待機中なので、私のための空席が来年のはじめまで空くかどうかわからないそうです。でも秋には一つだけチャンスがあるのです。しばらくドイツの病院に行っていたことのあるレィディ見習生が、今から六カ月後にまたドイツに行くことになるかもしれないのだそうです。けれど、それはたいへん不確かだとのことです。この二、三カ月多くのレィディの応募があると言って、彼女は私に手紙の束を見せました。申し込み順に採用するのではなくて、適しているとか望ましいかとかに従って採用するのです。彼女は、アリス王女のご希望があって、一人の女性の入学のためにしばらく席をあけておかなければならなかったそうですが、ちょうどその人が入ったところでした。彼女は私にたくさんの質問をしました。そして質問用紙を渡し、書き込むようにと言いました。家に戻ってから書いて送るつもりです。彼女に言わせると、私は望ましい人物なのだそうです。彼女は一二時にならないと寝ないし、そして八時には起きているのですって。仕事でまいってしまうまでこのような状態が続き、まいってしまったときはご子息の一人といっしょにどこかの田舎へ行って元気を取り戻すまで保養するのですって。今はナイチンゲール嬢が、以前はしなかった入学志願の処理で彼女を手伝っておられるそうです。新見習期が開かれそうになったら、その少し前にウォードローパー夫人が手紙で知らせてくださるそうです。彼女との面接は、わずか五分か七分だったように思いますが、私は彼女に会えてとてもうれしく思っています。彼女は「来られるようになるまで、家に帰って楽しんでいらっしゃい」と言ってくださいました。

（キャドベリ嬢は一八七三年七月四日に入学した。）

### ●病室の変更

一八七三年七月三一日（母宛）

今朝、朝食の際、パーキンソン嬢が私に建物の反対の端にあるシスター・エドワードの病室（男子外科病室）へ行くことになっていると教えてくれました。そこへ行くのに数分かかりました。このことを予期していませんでしたので、私の受け持ちのたくさんの親しい患者さんたちに、一目会って最後の一言を言うこともかなわず、心のなかでさようならを言わなければなりませんでした。そして慣れぬ職場へ向かいました。こちらには立派なシスターや看護婦たちがいると聞いていましたが、今言えるかぎりでは私もそう思います。はじめて「シスター・アリス病室」へ行ったときほど悪くないと思います。「シスター・エドワード」は生まれながらの真のレィディで、背が低く、態度がやさしく、親切な方です。ここでは彼女も幹部の看護婦たちも私たちのすべきことをいちいち教えてくれるのです。アリス病室ではそれは自分で身につけていくことであったようですが、こちらでは、新入生が二人いて少し遅れているので、彼女たちが教えてくださるつもりのようです。看護婦が、今朝は傷の手当てを見せられないけれど、今晩見せてあげる、と言いました。愚痴など言わないほがらかな方なのですが、その彼女が、ここの仕事は恐ろしく骨が折れて、楽ではないと言うのです。

（当時エドワード病室のシスターはエアリ嬢であった）

●エリザベス病室の生活

一八七三年一〇月二九日（妹サリー宛）

……私の今のシスターは四六歳の、とても気楽な感じの淑女のホーソン嬢で、物事にくよくよしない方です。レイチェル（ウイリアムズ）が、彼女のことを、よく太っていて、美しくて、四〇歳くらいだと言いましたが、まさにピタリです。私は職員看護婦のチャップマンさんが好きですが、彼女も私が好きなようです。彼女はそれが楽しいのだそうです。私が午前中にいっしょに働いている夜勤の看護婦はとても愉快な人です。臨時の看護婦も、私の仲間の見習看護婦のパーキンソン嬢もそうです。でも彼女は私と同じように、つぎつぎと指が化膿して悩んでいます。ギブスン嬢は同じ病室ですが、この二、三日不在です。私が帰った日に出かけたのですが、パーキンソン嬢宛の彼女の手紙（むしろ彼女の妹に書いたもの）によると、指が化膿してすぐには戻れそうもないとありました。シスター・エリザベスは自分の病室のことにとてもやかましくて、物にはすべて定位置があり、そしてすべての物は定められた場所にいつも置かなくてはなりません。ベッドカバーは両側がいつも床から六インチの所になくてはいけないのです。私が自分からわかったことや、次第に教わっていくいくつもの他の些細なことも同様です。私たちがすべきことや、本能的にわかっているとは思えないことを彼女がすべて教えてくれますから、彼女とは何度も長話しをいたしました。それはとても気持ちのよいものでした。彼女は見習生時代に、外科室のベッドが汚くなりがちなのを自分で経験なさって、よくご存知なのだそうです。

月曜日に手術室の小手術に出ました。膝の滑液囊（女中膝症）を除去する手術でした。オレンジの半分くらいの大きさでした。あまり悪くなく、除去手術中に出血はありませんでしたが、そのあとで動脈の一つが噴水みたいに破れたのです。私はエリザベス病室で処置法を心ゆくまで学ぶことができるでしょう。うれしくなります。

やがて私はオールドミスの卵になるでしょう。私は整頓好きだとわかりました。それでつい自分ながらに顔をほころばすことがあります。患者のベッドをたびたび直すことを患者はひどくうるさがるのですが、それはしなければならないことなのです。

R.W.（レイチェル・ウイリアムズ）は、一日ほど留守です。彼女がいなくて私たちはとても淋しいのです。私たちのある者にとって気持ちのよいセンターである彼女の炉の火もなくて……。私たちの部屋は寒いので、レィディ用の居間があればよいのにと思います。もちろん勉強室はありますし、だれが利用してもいいのですけれど。でもあまり多くを望んでも無理でしょう。

一八七四年一月二日（両親宛）

●アリス病室

今夜は夜勤三日目です。熱い少量のミルクで一、二回静めてあげた咳の他は、今夜の病室はとても静かです。病室の中央のテーブルで、ろうそくの灯りでこれを書いています。私は時々立ち上がって、何かを求めている人がいるかどうか見てまわります。今、午前二時すぎです。台所へ行って一皿のバターつきパンと肉、そしてお茶の夜食をとらなければなりません。お茶は自分でいれなければなりません。火にかけた湯がたぎっています。そのまわりにシーツが乾かしてあります。私の頭はあまり冴えていないらしいので、どうか夜食が私の眠気をさましてくれますように。できれば先週の講義を書きたいのです。火曜日の午後は、書く代わりに寝なければならなかったのです。もう金曜が来ます。すると別の講義があるのです。間に合いますかどうか？……朝食が終わって八時になるとすぐさまこの仕事をやめて、それから寝ますの。好きなだけ眠るのです……。

## ●特別勤務

一八七四年五月二四日（妹サリー宛）　アレクサンドラ小病室にて

頭書でおわかりでしょう。まだ特別勤務なの。手術が行われたことを手短かに書いた手紙を受け取ったことでしょう。あれ以来、あの気の毒な患者さんに対して、私たちはずっと多くの不安に襲われています。外科医のワグスタッフ先生は金曜の夜、帰宅するとき、腹膜炎がはじまったからこの患者は朝までもたないだろう、とシスターに言いました。体温が三九度八分まで上がっていました。あの金曜日は苦しい日でした。また一人患者を失うのだと、この間、一人亡くなったばかりなのに、と考えるとたまりませんでした。下腹部へさがってくる痛みがあるので、ワグスタッフ先生は、氷のう三個を腹部に置くこと、および膣に氷を詰めるよう命じました。そして石炭酸およびモルヒネを三時間ごとに皮下注射するよう指示しました。土曜の朝、恐ろしさに震えながら見にいくと、彼女が気分のよい夜を過ごして、元気そうにしていました。ワグスタッフ先生は来診のときとてもお喜びになりましたが、もう一度あとで来られたときはいっそううれしそうでした。彼女の体温は不思議に下がっていましたから、彼はいくらか望みがあるとお考えになりました。彼女に何度も、一度に二さじずつのブランディ・レモネード、強いコーヒー、鶏のスープあるいは彼女が思いつくものなどを食べさせてあげます。彼女は「おなら」にとても悩んでいます。そのためにしばしばひどい嘔気をもよおします。このことが彼女の安静を乱しますからよくないと思います。衰弱しているので彼女にはひどくこたえるに違いありません。シスターがつききりでここにいますが、今朝私は患者に本気でお説教をしました。実は彼女は昨夜、住み込みの外科医のマッケラー先生を待って、午前三時まで床に起き上がっていました。私は彼女に、あなたの肉体はそれに耐えきれないと申しました。私はある程度知っていますが、療養態度という点で彼女は私がまだ経験したこともないような我意を通す人物です。

(中略)私は彼女[14]といっしょに働けてとても幸せです。彼女は勤勉な人物です。ナイチンゲール嬢が彼女について言ったとおり、最も良心的なシスターです。特別勤務はかなり息のつまる仕事ですから、特別勤務をするときには頼りになる、すてきなシスターにつくことは、仕事がとてもしやすくなります。

朝、非番のとき、私は健康を考えてとても注意します。一つの部屋のなかで、しかも息苦しい雰囲気につつまれているときはなおさら、そこから出て行くことが大切だと思います。特別室の看護婦には、実際の自分の時間は正餐とお茶とで三〇分しかないのですが、スペンサー嬢は私が夕食とお祈りに一時間出かけてよいことに決めてくれました。私が、「あなたにそんな余分の仕事をさせたくありません」と言ったら、今度は彼女は特別見習生が離室できる時間の書いてある紙をもってきました。下のほうに、「それを守らなければ重罰を課せられるべし」と書いてありました。あとで聞くと、重罰というのが、私のことを二度とメアリと呼ん

★14 受け持ちシスターのことについてか。

でくれないということでした。

## ●ハイゲートへ移ることを提案されて

一八七四年八月一五日（妹サリー宛）

私は今朝、エンマ・ピーズがダーリントンの小病院のためにほしがっている副看護婦長のことでW夫人に会いに行きました。彼女は私に「さて、ハイゲートのことはどう決心がつきましたか？」と聞きました。「ヒル嬢が私を手伝ってくれる見習生を約束してくださらなければ、喜んでお受けできかねます。それにヒル嬢が私をお望みだということを存じません」。「さあ、それは私も知りませんよ」。それからW夫人は、持っていた彼女の手紙を読んでくれました。それには、はじめて病室に仕事に来た人たちに一人の見習生を受け持たせることは当然できないし、また一年そこらしかとどまらない人など採用したくないと書いてありました。

（日曜日午後）

ちょうど今、W夫人の事務室へ行って、長い間彼女と話してきたところです。彼女はナイチンゲール嬢と相談されたのですが、ナイチンゲール嬢はヒル嬢が私のハイゲート行きの支障となっている二点に譲歩するであろうと言われたそうです。ヒル嬢は私が彼女を嫌っていると思っているらしいのです。それはまったく本当です。でもあのとき私が偏見をもっていたとは思わないから、悪いのは彼女のほうです。それにナイチンゲール嬢は、レィディたちが病院に一年以上とどまることを期待するのは無理だと考えておられます。彼女は、私が行けるかどうかを明日決心してもらいたいそうです。私は、お母様が水曜に来ますので、どちらかと言えばそれまで決めたくないと言いました。W夫人は、もし行くと決めるなら、こちらの（レオポルド）病室を受け持つのをあきらめるべきだと言われます。私はこれには強く反対して、ノットカッツ嬢が戻ってくるまでとどまらせてくださいとお願いしました。私はその仕事をとても楽しんでいるし、仕事にも役だっているのですから……。W夫人は、一カ月間試みに行くだけ行って、どんな様子か見てきたほうがよいと言われます。……そして私が考えるより仕事が苦しくて、そのために死にそうなら、無理をすることはないと。でも私は行くかどうかわかりません。お母様がおいでになり、お会いするまで保留しておきます。ここではN（ナイチンゲール）嬢は、私に病室をもたせないことをはっきり決めていらっしゃいますし、W夫人はその言葉に従われることを知っています。どうなろうと、私は正しい決め方をしたいと思います。W夫人はとてもすばらしい方で、親切で、私とは腹を割ってお話ししてくださいます。私たちはお互いに好感を持ち合っていると思います。この場所、そしてここの皆さんと離れることを考えるのはとても耐え難いことです、心も破れそうなほど。

## ●メアリ病室

一八七五年八月二二日（母宛）

……見習生に仕事をいつもきちょうめんにさせるのは、もちろん見習生に対する親切心からです。ハル嬢はとても親切な人で、何ごとも私の言うとおりにしようと私から目を離しません。……彼女がしばらくの間、私の病室に来ればよいと思います。彼女は患者によい感化を与えるでしょうし、患者たちはきっと彼女が好きになるでしょうから。……昨日、悪性のチフス患者を一人、入院させました。外部の貧窮者を看護する新組織と関係のある「貧困少女の家」でギブスン嬢が看護していた患者です。熱がとても高く、私たちは熱を下げるため一時間ごとに水と酢で彼女を清拭しました。……先週の金曜日、私の病室で流産がありました。一八歳の既婚の少女で、容態がとても悪く、ほとんど死にかかっていました。ブランデーで生命を取りとめて、今は快方に向かっています。私にとってはじめての経験でした。二、三の点で母上に助言をしていただきたかったのですが、ここの二〇歳の看護婦のアンに聞きに行きました。彼女はとてもいい人で、私の知りたいことを教えてくれました。

## ●給与金

日付なし。一八七六年七月九日か？（半枚のみ）

土曜日にW夫人に会いました。彼女は私に給料をくださり、「思いがけないものがまだありますよ」とおっしゃいました。それを開けてみますと、それはナイチンゲール委員会から出た二年間の給与金でした。授業料を納めているレィディは一般にはもらったことがないものです。しかしW夫人は、私たちレィディ見習生も他の人たちと同様もらってもよいのだと、ごく自然におっしゃいました。それで今私はそれを使いたいと思いますけれど、それがよいとお思いになりませんか。デーン・アルフォーズの『新約聖書について』を買うつもりです。それから、ほしいと思っていた器械入れ箱と。恐ろしいナイフなどではありません。

## ●気管切開患者

一八七六年一〇月三〇日（母宛）

到着早々、こんなニュースが私を待ち受けているとは思いもかけませんでした。ニコライ嬢が私の顔を見るやいなや私に言った言葉は、「シスター、悲しい事故がありました」。「気管切開の人なの？」私は聞きました。「はい」。「死にましたの？」「はい、死にました」。すべては三分間でわかりました。昨夜、一五分間ほど看護婦が一人でいたらしいのです。患者は彼女にチューブの挿入管のことでこぼしていましたが、呼吸がそんなにひどく悪いようには思えませんでした。そのとき、患者がチューブを引きはずしたので、恐ろしい呼吸困難が起こりました。看護婦は大急ぎでエドモン先生を呼びに行きましたが、彼が来たときは死んでいました。看護婦が切開部にチューブを再び挿入することができなかったからです。この女子患者がとても暴れたのと、看護婦に、以前に挿入の経験がなかったからです。

病室はたいへんショックを受けました。患者たちはとても興奮して恐ろしさでいっぱいでした。一号患者は私が帰ってなければ明日退院すると宣言するし、一九号患者はほとんど発狂しそうになりました。ニコライ嬢は、五人を除く全員がモルヒネを飲んだと言っています。夜勤の看護婦はまだこの女子患者たちと過ごした恐ろしい夜のことを言っておりますが、「今度ばかりは、シスター、あなたがお帰りになってとてもうれしいですわ」と言いました。

### ●メアリ病室　職員不足

一八七六年一二月一七日（妹エリザベス宛）

昨日はまったくへとへとになりそうでした。週のはじめに、私の見習生のトビィ夫人が種痘の結果、仕事ができなくなったのです。彼女は一面に発疹[15]が出ています。天然痘警報が出ていること、看護婦一人、大工、病院の使用人二人が天然痘で感染症病棟へ送られたこと、そのため種痘が行われていることなどをあなたにお知らせしたかしら。私は五年前に接種したので、もちろん、今度はしませんでした。

それから金曜の朝、私が仕事につかないうちに看護婦のカースルが私の部屋に来て、「シスター、もう一度寝てもよいでしょうか。昨夜から具合が悪くて、夜通し下痢をしました」と言いました。私は「もちろん、いいわよ」と言って病室へ来ましたが、ここには見習生が一人しか残っていません。W夫人はもうそれ以上援助はできないとおっしゃいました。私はたまたま、彼女はたくさんの人手をもち、もし彼女が善処する気があってやってみるなら、私に人をまわしてくれることができたのを知っていたのです。

さて、土曜日はマーチンソン先生の早番でした。私は、外科医が前夜切開した蓄膿症を診に来てくださるものと期待していました。M先生は患者に「吸い玉で放血してもらいなさい」と言いました。

★15 全身性痘瘡。

私の見習生のウイルソンは、とても疲れてきてここでは耐えられないと言いました。寝るとき私はすっかりまいってしまった感じがしました。というのは食事の時間がほとんどなく、朝の七時から夜の一〇時まで病室につめきりだったのですから。ウイルソンは正義感の強い、優秀なスコットランドの少女です。運よく、彼女は私を好きになったのだと思います。彼女は、「私はよいことのために働き、過労になるのはいといませんが、私は正義感があります。私はあなた以外のためならこんなに働きませんわ」と言いました。「ではあなたは、世のなかにはよくこういうことがあるのだということを、ここで学ばなくてはならないわね」と私が言うと、「それじゃ、セント・トーマス病院から逃げ出しますわ」ですって。昼頃になると今にも倒れそうな気がしたので、W夫人のところへ行き、彼女には前からわかっていたことだけれど、どんなに私が人手不足か、もし助けてもらえなければ、きっとウイルソンはあきらめ、食事時間もないくらいだから私自身もやめたくなりそうだということを話しました。ところが彼女は実に冷やかに言いました。それは管理の仕方が悪いに違いない。看護婦が緊急事態に対応できないなら、看護婦陣はよほど劣等でバカな連中で成りたっているに違いないとか、その他、的はずれのことをいろいろと言われました。でも結局、彼女はもう一人の見習生を正餐後に私のところによこすと約束してくれました。このことをウイルソンに言うと、彼女は、「実は私自身でW夫人のところへ行こうと思っていたところでした」と言いました。

サリーの手紙を読んで大泣きをしました。とても慰められました。現在もう一人の見習生と看護婦とがいますので、私はまた平静を取り戻すことでしょう。それでも今朝、看護婦のカーターに呼ばれたときは、「とても時間がありません。私は少しも休んでいません」と答えたくらいです。

一八七八年五月二八日（両親宛）

今日私は、高熱を出した二人の病院看護婦を病室へ入れました。ジャーケイ先生はいつも看護婦に自分の入る病室を選ばせるのです。今日はナイチンゲール委員会の日で、私たちシスターが招待されました。ボナム・カーター氏が私たちにとても立派な演説をしてくれました。他にもいくつか演説があって、それから立式の茶会がありました。去年よりは楽しいものでした。

# 3

# ナイチンゲール往復書簡☆4

## フロレンス・ナイチンゲールからの手紙

●メアリ・ジョーンズ宛

一八六〇年五月一五日

あなたがご親切にご指定くださいました明三時、あなたにお会いしたいと思います。それにつきまして、今四つの質問で、あなたをおわずらわせするしだいです。ここでお答えいただくより、お宅でお答えくださるほうがご面倒が少ないかもしれませんので。

一　私どもの見習生の入学に適した年齢が提案されています。あなたのは（セント・ジョージ館で）拝見しましたが、二五〜四〇歳までとなっています。あなたはこれを是となさいますか。あなたは四〇歳近い婦人に看護を教えることは、彼女が以前にしていたのでなければ、とうていむずかしいことだと思いませんか。

二　各見習生が入学前に、一定の書式の所定欄に記入する形式の証明書を用意するという提案が出されています。証明書とか性格証明とかは書かれた紙片にすぎないと私は思います。あなたは何を推奨なさいますか。

三　捨てられた妻は見習生として入学させないと提案が出ています。私はこれは酷だと思います。あなたは、志願者の結婚証明書を要求したとき、彼女が夫に置き去りにされた妻だったら、彼女を拒みますか。今まで私のところに来た立派な看護婦の半数はたしかに捨てられた妻でした。

四　あなたは、あなたの見習生の最初の三カ月間の給料が不十分だとお考えの由、ボウマ

☆4　ナイチンゲール看護婦養成学校所蔵のものを抜粋して掲載した。

ン氏から聞きましたが、それは本当ですか。私の知るかぎりでは、衣料費および月々の五シリングは別として、すべての他の費用を合わせて二ポンド一二シリング六ペンスだと思いますが……。

一八六三年六月二三日

私はヘンリー・ボナム・カーター氏にお聞きしたいものです。いったい彼はハート夫人の場合の弁護士なのか、それともわがセント・トーマス病院見習生が卒業後少なくとも五年間病院業務に残ることを確立するための弁護士なのか、どちらですかと。私たちはそのような（後者の）任用を要求することはできません。

私はジャコブのような金持ちの夫に、その妻の教育費を返還させることは悪いことではないと思います。ただ、債務の全額が返還されることはないと思いますが。

一八六五年一月二四日

クリミアで、わが軍医官たちは、いつも自分が看護婦長になりたがりました。何という変な趣味でしょう。

もちろん二人の看護婦がいるところでは、一人は看護婦長に違いありません。働き手を見つけることは私にはむずかしいとは思われません。女性の職場を求める声はますます高まっているように思われます。

マンチェスターが校長をほしいと言って手紙をよこしました。私は返事を書いて、マンチェスターのようなところは、自分で校長を見つけて私たちのところへ教育によこすべきです、と言ってやりました。

サー・ジョン・ローレンスからの申し出（インドに送り出す看護婦の求め）がウォードローパー夫人にとって最悪の時期に到着したわけでしょう。

というのは、ご存知のように、スタッフの多くの人数がリバプールへの転出で欠員となっていますし、それにまたマンチェスターだけではなく数カ所から、私たちの学校の欠員に対する見習生採用をことごとく予約しているありさまですから。（新しい見習生をどしどし受け入れてよい時期です。）

そうすれば数あるなかで一五人くらいなんとかなりましょう。

一八七三年五月九日（メアリ・ジョーンズ宛か？）

私はこの六カ月ないし八カ月の間、毎日一、二人ずつ、大部分の看護婦長と看護婦とに面接を行い、寄宿生である遠方の出身者に会いました。これにより、インド省と陸軍省における私の仕事の多くをやめることになっただけでなく、今までのどの仕事よりも私を疲れさせたと思います。

今セント・トーマス病院には多くのレィディ見習生がいます。とても立派な見習生たちです。しかるに、二〇人から三〇人のレィディたちの間に、現在規則がないとはなんと不思議なことでしょう。

## ●ヒル嬢宛

一八七二年九月七日

私自身の若い頃の困難や反対は、それは大きいものでした。——上流の人たちが嫌悪したからです。人はその人たちの意見を尊重して束縛されたのですが、その人たちは神のお召しの仕事（と私が信じている看護の職に就くこと——）の意義をほとんど認めなかったのです。そんな職に就くということは、教養ある婦人が雑役婦になるのと大して違わないように思われていました。――英国ではどんな養成も準備も受けることは不可能でした。思い返せば、当時はどんな階級の用心深い母親でも、よかれ悪しかれ、娘を病院の看護婦にするくらいなら、むしろ誘惑に身を落とすほうがましだと思っていたのです。

●ヘンリー・ボナム・カーター宛

一八七二年一〇月一五日

ウォードローパー夫人こそ、真に病院の天才です。――他のだれよりも上手に、かつて私がなし得たよりも上手に、ほとんど一つの間違いさえ起こさず、セント・トーマス病院を管理しています。しかし彼女は一人の婦人と他の婦人との区別さえつかないのです。また区別をつけようとしないのです。

●フェローズ夫人宛

一八八二年八月三日

（エジプトへ発つ「ナイチンゲール」看護婦たち）

彼女たちは、他の陸軍省の看護婦とすべての点で対等の資格で出発します。が、「ナイチンゲール」看護婦として与えられるどんな優待も期待することなく、与えられる地位を忠実に受けなければなりません。それどころか、正規の陸軍看護婦のほうが、ある点では、当然篤志看護婦よりも優先されるのですから。

あなたがたは、次のことを承知しておかなければなりません。あなたがたは、何の洗濯もしてもらえないかもしれません（シスターはしばしば自分の持ち物を自分で洗わなければなりません）。したがって自分で用意するのかもしれません。シーツは支給されません。蚊帳はもらえるでしょう。

フェローズ夫人には次のものを持参していただきます。

ストーブ一基
自分の看護器械を入れる箱
体温計
皮下注射器
モルヒネ液

サリー嬢とエアリ嬢はたぶん自分の看護器械入れ箱があるでしょうから、それを持参すること。牛革のトランクを各人持ってきてよろしい。しかし

手に旅行カバン
腕に厚手の外套
薄手の外套

等の他は持参してはなりません。

したくについて：これは火曜の夜、すべてウォードローパー夫人に書き送りました。きっと彼女がお話ししたでしょう。

立派な看護兵は、あなたがたに来てもらって喜ぶでしょう。とてもうぬぼれの強い、悪い看護兵であっても、看護婦は彼らに対していばったり、はねつけたりしないで彼らを扱わなければなりません。最後の手段としてだけ、彼らのことを報告しなさい。

やっかいな、例えば外出とか禁足などの規則があれば、それは品行方正な人のためにあるのではなく、不良行為をする人のために必要なのだと心得ておくことです。（窓の外を見てはならないという規則があれば、私はその規則に従います。そして気にかけません。）

一八八五年一〇月一四日

## ◉エラ・ピリー宛

（アイルランド施療病院の看護改革）

あなたとあなたの仕事に対する私の関心がどれほど深く、私の気持ちがどれほど真剣かは申すまでもありません。だれも皆同じ思いです。あなたは、貴い仕事をおはじめになりました。神が成功をお与えくださるでしょう。あなたはすでに大仕事をなさいました。あなたのところにまもなく、お話し相手として、訓練ずみのレィディを夜勤の監督として送ることを心に誓っています。そして今後看護婦に欠員がないようにします。必ず訓練養成した看護婦を送って補充するようにします。

施療病院の地所にはまだ樹が植わっていません。お笑いになるかもしれませんが、よろしかったら英国からあなたのほうへ「しゃくなげ」を送りましょうか。

私どもは二つのロンドンの施療病院の庭に「しゃくなげ」を差し上げました。よく根づいて元気でいます。

ベルファストには、「花の使節」がありますか。花や木があり、カナリヤなどの小鳥がカゴにいて、カナリヤを傷つけない飼い猫がいるなんて、文明を感じさせるではありませんか。

## ●ペディー嬢宛

一八八八年四月三〇日

モンク嬢からご親切にもキングス・カレッジ大学病院でのいろいろな変更の知らせがありましたが、今はあなたがホーム・シスターだそうですね。あなたにも、あなたの世話を受ける方たちへも両方にお喜びを申し上げたく思います。

ホーム・シスターは、同情すべき事柄には母のように公平でなくてはいけません。与えることが多く、求めることが少なく——神の御前で自分の全責任を心ゆくまで果たして——不公平でなく、やさしくなくてはいけません。私はよく、病院でホーム・シスターが最もつらいが最も責任ある地位だと、つまり看護婦長の地位よりもっと責任が重大だと考えます。というのは、その責任が（受け持ちの見習生が）絶えず変わるからです。完全な看護婦長はほとんどありませんが、完全なホーム・シスターはなお少ないと思います。

●ヘンリー・アクランド卿宛

一八九四年三月二五日

（登録に関して）

訓練病院の資格を認定する中央組織体につきまして、これはあなたが提案なさるように英国学士院会員協会、ヴィクトリア女王即位六〇年祭典★16基金評議会、その他の人々によって決められるある規則により管理されるもので、どの病院が養成能力をもつかを決定するものですが、この中央組織体の計画の機はまだ熟しておりません。ご存知のように、病院の公的見解はどのような指図にも従わないでしょう。そして、いっそう大切なことは、病院の経営者たちはまだ、適切な養成学校経営に何が必要であるかを身にしみてわかっておりません。単なる規則とか設備とかだけでは教育はできません。中央組織体の仕事はまことにいましいもので、実際は実行できないものです。

●ハリソン嬢宛

一八九六年七月二五日

非常に残念ですが、セント・トーマス病院看護婦養成学校には二四歳未満の見習生を入学させないことに定めています。このことは、彼女たちに適切と考えてのことです。時が来れば、あなたのご希望のようなとりきめがなされる可能性はあるかもしれません。
セント・メリルボーン診療所では看護婦長（彼女は私たちの一員です）が二二歳の人たちの入学を許可していますが、彼女の話によれば、その年齢は若すぎるということです。今は小児保育を続けなさいと、あなたに強くお勧めしたいのです。あなたが将来のために耐えしのんで、すべてに成功なさいますように。あなたは時間を損しているのではありません。

（署名）F．ナイチンゲール

私が「スクタリで薬を調剤した」なんて、何かの間違いに違いありません。そんなことがあるはずがありません。

F．N．

★16　祭典は一八九七年に行われた。

## フロレンス・ナイチンゲール宛の手紙

### ●ヘンリー・ボナム・カーターより

一八七二年二月二日

私はポプラーおよびエディンバラ施療病院に手がかりをつけたいのです。(北アイルランドの)ベルファストでも何かできるかもしれませんが。ロンドンの病院のなかではミドルセックス病院がいちばん望ましいでしょう。数年前に私はそこに足がかりをつくろうと努力して失敗し、何の反響も呼びませんでした。彼らは今、たしか婦人学校とホームをもっています。ロイヤル・フリーにおいて何かができるかもしれません。聞くところによれば、ローレンス大将の一派が、これと関係をつけようとしているようです。

私が思いますのには、他に可能なよい方法がなければ、ロンドンのどこかの病院に一人の看護婦長を推薦し、次々と職員を加えていくことを保証して、そこに足がかりをつくることが大いに望ましいことではないかと存じます。しかしウエストミンスター病院は、現在看護婦長に欠員があるとしても、せいぜい六カ月しか待ってくれないだろうと思います。

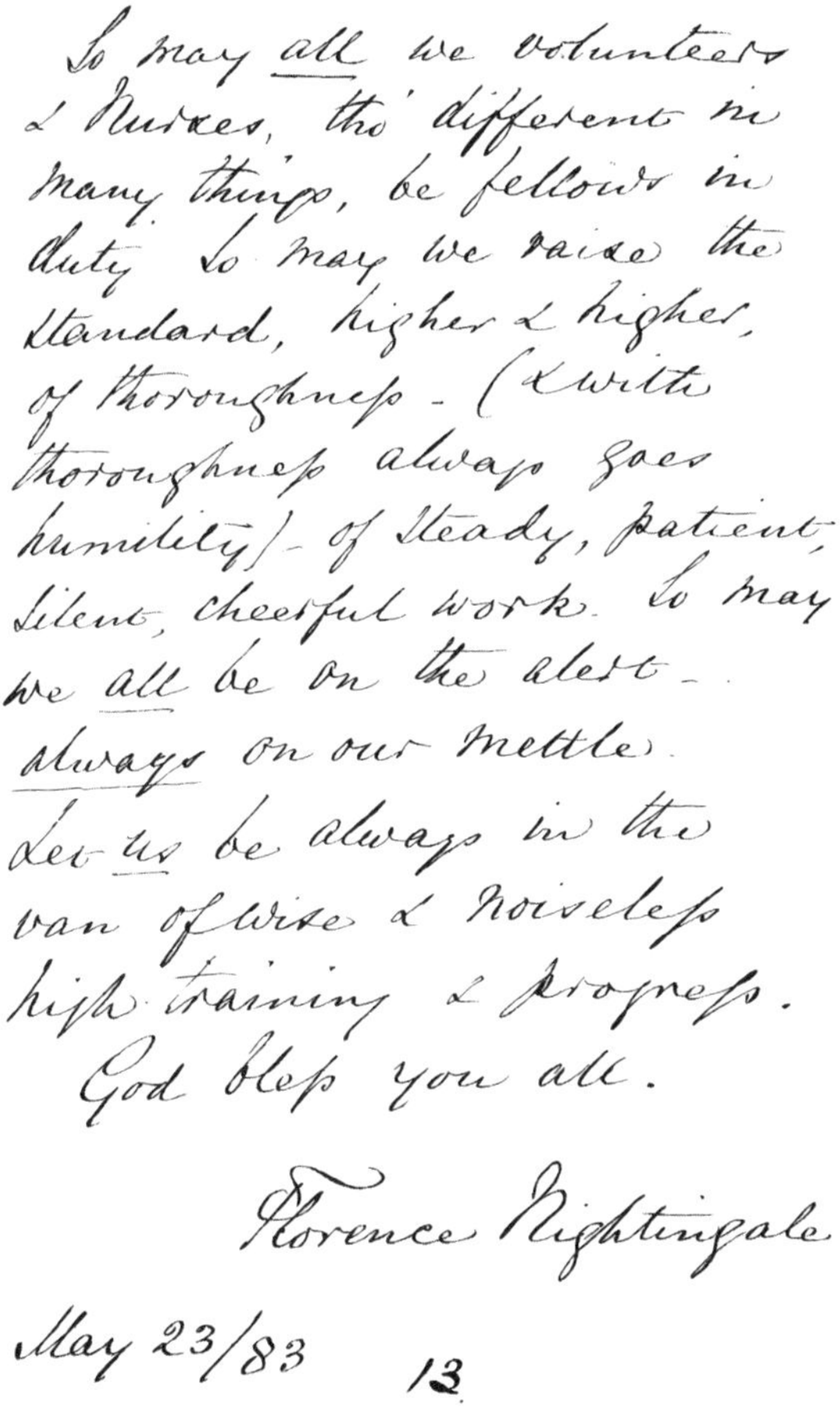

So may *all* we volunteers
& Nurses, tho' different in
many things, be fellows in
duty. So may we raise the
standard, higher & higher,
of thoroughness - (& with
thoroughness always goes
humility) - of steady, patient,
silent, cheerful work. So may
we *all* be on the alert -
*always* on our mettle.
Let *us* be always in the
van of wise & noiseless
high training & progress.
God bless you all.

Florence Nightingale

May 23/83 13

フロレンス・ナイチンゲールより見習生に宛てた手紙の写し（1883）

一八七二年三月二七日

私は、私たちの企画全体に関し、内科医および外科医の側に、ある期間、相当の嫉妬か、かなりの疑いがあったように思います。それで見習生に対し幾分よそよそしい態度をとるようになったのだと思います。外科医のホイットフィールド先生は手腕をふるってこの感情を柔らげ、内科医諸氏を友好的な立場に立たせるのに成功しました。

日付なし（一八七二年一一月頃？）

ナイチンゲール基金審議会は、看護婦長を助けて見習生を監督する役割が望ましいと考えて、このほど会計の承認を得て、シスターという肩書きをもつ補佐を任命することを決めました。その補佐は、理事会がやめるようにいうまで、看護婦長の命《めい》をうけて見習生の宿舎（ホーム）の経理および運営を任され、また見習生の教育や見習生に関連した文書連絡につき看護婦長を補佐する人です。

委員会はこの補佐に、見習生の勤務する病室でも有用なサービスをしてもらいたいと考えて、このほど次のような提案をしました。すなわち、補佐は看護婦長の希望にしたがい、病室の看護婦と見習生とを監督する看護婦長の職務を補佐することができる。またこのことにつき、看護婦長が適当と認めた補佐のサービスは会計によって許可されるということ。しかしこのことを補佐自身から要求する権利はないということ、などです。

補佐はあらゆる点で看護婦長の指図に従いますが、病院での雇用期間は、彼女の病院奉仕に関するかぎりでは会計と理事会の権限に服従するものです。

審議会は補佐の給料と食費を負担しますが、見習生と同じ割合で値段がつけられます。両方とも現行規則にしたがって会計に払い込まれます。

今後補佐は、臨時シスターが使っていた居間とホームの寝室を独占することになります。

審議会は会計の許可を得て、トランス嬢をそのポストに任命しました。

一八七一年五月二三日

●ウイリアム・ラスボーンより

私はスタンドフィールド氏に会い、救貧委員会の費用で、ナイチンゲール看護婦養成学校系の看護システムをもつ二つの施療病院にかなりの数の看護婦、例えばロンドン施療病院に二〇人、リバプール施療病院に二〇人というように、その養成をする費用を賄うよう取り決めてもらいたいと強く勧めました。彼は私に、書面で案を提出してもらいたいと言いましたが、彼はそれを進んで考慮するつもりのようです。

　さて私の望むのはただ、セント・トーマス病院ナイチンゲール看護婦養成学校が他の個人病院に対して行っていることを、この二つの施療病院が他の施療病院に対して行ってもらいたい、ということだけです。私が委員会に対して企画書を送る前に、あなたの示唆または警告をうかがうことができれば幸せです。あなたのご意見をお聞きしたいと思いますが、もしなければ、わざわざご返事をくださるに及びません。——リバプール、その他から何か意見があるかもしれませんので、それを待って、私は来週まで私の提案は出さないつもりです。

　ロンドン地区の施療病院に関する情報資料を入手するのに最適任者はだれでしょう。この病院の正式名称は何ですか。どうか、そのフルネームをお知らせください。そして資料を入手できる最適の人の名を、この手紙に同封しました封筒のなかの紙片にお書きになってお知らせくださいませんでしょうか。私がその人に明日か明後日会えるかもしれませんから。

（署名）ウイリアム・ラスボーン

（F.N.によって赤えんぴつで下線が引かれている。最後に、「私はハイゲート施療病院の名前とワイヤット氏の名を書いた。F.N.」とある。）

（一八七一年五月二三日以後六月八日以前）

追伸：二〇人の見習生ではじめても、もちろん効果は上がらないでしょう。しかし救貧委員会の見習生であるために、プライベートな個々よりも、またナイチンゲール看護婦養成学校の見習生であるよりも、かえって見習生には有利ではありますまいか。そうなれば、妙案にして名誉なりと彼らが思い込んでいる救貧事業が実は実質的な仕事をしているのだと、救貧法監督官その他の人たちの心に新しい印象を与えるでしょう。

あなたがトランス嬢を評しておっしゃったことを聞いてうれしく思いました。彼女の下に看護婦長見習を置いて、彼女の指導ならびにお手本を示される利益を受け、同時にたくさんのこまごました仕事から彼女を救うという一挙両得になるようなことはできないものでしょうか。その給料、食費、宿泊費等は私が払いますが——ああ何とすばらしいことでしょう。上記のうち、宿のほうは隣にあるかもしれません。これは一案にすぎませんが。

例の提案について、私の考えは固まってきました。結局は救貧法見習生を養成して、養成後は彼女たちを求人してくる施療病院へ送り出す形をとるか、あるいは、委員会が好きなところへ適当な婦人を送り込み、そこで自分たちのために彼女らを無料で養成してもらうという形をとるかのどちらかになるだろうと思います。が、後者の場合、見習生たちはまず試験的に一カ月間来てみなければなりません。もし監督が、その時または将来、彼女が適材でないと考えれば、監督は彼女を拒否する権限をもっています。

一八七一年六月八日

施療病院の看護婦を養成する国立学校の設立計画につき、あのように貴重な論評をお寄せくださいまして、誠にありがとうございました。

同封のものは最終案のつもりではございませんが、あなたのおっしゃる難点のいくつかを満足させるように思います。

われわれが、英知と企画力に富むスタンスフィールド氏のような大臣を救貧委員会の長としてもつ間に、その件を救貧委員会によって取り上げてもらうことが、たいへん重要なことだと思います。

救貧委員会がこの件に本気だということが一度わかれば、事は確実に運ぶでしょう。それはたちまち広まり、このシステムを採用する斬新な病院と共に、いっそうの進歩が促進されるでしょうから。

あなたは、リバプール施療病院が適切な養成手段をもっているかどうかおたずねになっています。ある点では、おおかたの他の学校よりはすぐれていると私は思います。手術助手がいませんし、外科医が少数であるため、大部分の処置や外科的な仕事が看護婦にゆだねられているからです。

おそらく、ボナム・カーター氏、その他ホイットフィールド医師でさえも外科臨床の実地の経験上から反対なさることが多いと思いますが、私は、後者からより前者から、より大きい反対があるものと覚悟しております。ホイットフィールド医師は、私どもがリバプールで立派な仕事をしているとおっしゃってくださるでしょう。また私どもの見習生は、仕上げその他の点でセント・トーマスの見習生よりは劣るにしても、施療病院向きにはとても役にたつ看護婦だとおっしゃってくださることと思います。

## ●ヘンリー・ボナム・カーターより

一八七一年六月二六日（？）

「国立貧民院看護婦養成学校設立」に関する覚え書き

一　国立の利点（少しでもあるならば）に関して。模範がそもそも当局から出たことですから、有利な結果を生むでしょう。養成した看護婦を獲得する目的の、養成看護婦を雇いなさいとか、サラリーを上げなさいとかいう救貧委員会の勧告文は、いっそう効果をあげるようにつくられるでしょう。

間接的ながら政府と関係があることから得られる重要性が認識され、看護婦の社会的な地位や身分は改善されるでしょう。見習生の宿泊施設を建てる資金や、校長と医師の待遇や資格を改善する資金が調達できるようになるでしょう。

不利となる点は、国の規則はすべて、事情や時の変化に応じて変えることがむずかしい。――つまり新しいシステムでは、変更はしばしば起こりそうです。

成功するかどうかは看護婦長しだいでして、彼女の控訴院たる国政部門は十分に役にたちません。ことに解雇と、ある程度の入学許可に関しては。（国政部門の無理解が看護婦長の努力の障害となる恐れがあります。――訳者補筆）

一八八九年六月二三日

## ●エラ・ピリーより

（ベルファスト連合診療所から）

私どもは最近、あなたにお喜びいただけるようないくつかの改革をいたしました。委員会は私に看護婦を一人与えてくれました。私が常々ほしいと思っていた男子病室の夜勤看護婦です。患者のことも知らず、患者の薬のことも知らない夜勤のポーターに、夜、患者を任せるのは心苦しいことでした。それで私の上級見習生にさせてみましたが、彼女は一年間の養成を受けていますので、安心して任せられます。先週私の看護婦の一人、マーサ・マクナリが、リスボーン施療病院の看護婦長に任命されました。給料はせいぜいことと同じですが、彼女はできるだけのことをやってみたいと言っております。八〇人ほど患者がいますが、彼らは悲惨な状態にあって、病室では慰安も娯楽もありません。――私どもはあなたのご希望どおり「貧民院看護婦養成学校」になりつつあるしだいです。

私は彼女の赴任をとても喜んでいます。彼女はここでたいへん幸福で、最高の男子外科病室をもっているにもかかわらず、行きたがっていることをうれしく思っております。彼女は立派な看護婦です。義務を立派に果たすことでしょう。私の三人の見習生は一年中とてもよく働きました。今、看護婦に二人の欠員があります。私のところの一人はロンドンの助産婦協会の試験をパスしました。七月には二人が受験に上京いたします。一人はダブリンへ受験に行きます。私は真に立派な助産婦を育て上げるよう心がけております。国中が助産婦をたいそう必要としているのです。

## ●フロレンス・ナイチンゲールよりバーデン大公爵夫人宛の手紙の覚え書

一八八三年五月二六日～六月九日

私たちのところへ来る夫人たちの道徳的教養が前のようでない理由。今は昔と異なり、家庭と家族生活が道徳面のしつけの足しにならない。若い淑女たちは服従――あらゆる些細なことを超越する義務観――に慣れていず、昔のような立派な家庭生活の様式にも慣れていない。彼女たちは結婚よりも独立をすること、つまり職業について自活することを考えはじめているので、きびしい家族の生活を思う観念が消えた。家事に献身するのは、病院生活へ献身する最もよい下準備になる。

レィディたちは看護婦として殿下のところへ行かないだろうが、私どものほうへは多すぎるほど来る。英国の長子相続権、つまり息子や娘に遺産が不平等に分けられるのは、昔からの決まりである。自分と家族までも養っている家柄のよい婦人の数は割合に多く、それが就職口に多人数が押しかける理由でもあり、また強い動機があって適応するから来るのではない理由かもしれない。

ドイツのバーデンやベルリンの運動は、かの地の最上流の貴婦人から起こった。英国においては下から起こった。英国では、国または宮廷はこの種の運動に対しては一応成功のめどがつくまでは特別の保護を与えないしきたりになっている。

英国ではあまりに流行に動かされる傾向が強い。私どもがもてはやされてくるときは、私どもの献身が弱まり、最善への努力がゆるんだときである。

見習生の教師の仕事は、見習生を保護し、教え、訓練し、世話をすることにつきる。

## ●『貧民救済法を主張する専門家の意見』上に書かれたフロレンス・ナイチンゲール筆跡の覚え書

F.N.(フロレンス・ナイチンゲール)は自分の経験から、医師が看護の指導の任に当たることとは不可能だと信じている。もっとも、看護全体ではなく、看護婦が医師の指示のとおりに抗弁しないで従っていることをみるだけの監視ならばできよう。(つまり、立派に訓練された看護婦は皆、医師の指示に従って彼の治療を遂行する。彼女らは「偽医師的治療」はしない。)

たしかにF.N.は、われわれの主要な改革の一つが、医学要素[医師部門と訂正されている]の下から看護を切り離すことであり、それを第三階級、つまり第三の管理要素[部門]に組み込んで、その管理体の女性指導者の下に置くことだという考えに近い。

看護が医学部門の下にあるかぎり、品行、収容施設、作法、なかでも道徳教育、指導者の熟達した監督と影響等に関する取り計らいはただただ悲惨であった。医師たちは、看護婦を不道徳だと非難しておきながら、品行方正という証明書を与えることも決して不可能ではなかった。医師たちは、事柄の意味も、いかにしてこれを確保するかも知らないのである。

しかしながら、医学部門ほど繊細な技術を伴う職業はない。
が、どのようにそうなってきたかを知るのは容易である。

現今でさえ、医師はあまりにも「技術本位」の治療にはしる。「人間尊重」または「女性尊重」が重視されていない。

### ●スミス医師の『救貧法にもとづく病院における看護』というパンフレットについて、マウントイーグル卿夫妻と交わした対話の覚え書

（アイルランド貧民院改革協会）

フロレンス・ナイチンゲール「スミス医師のパンフレットは、司教全員の認証を受けて刊行されたのでさえあれば、とても重要です。しかし、九頁のしるしをつけた行間や各所で、彼が聖職[★17]外の看護婦の組織についてはなんらの考えももっていないことがおわかりでしょ

う。――つまり彼は、見習生は黒イチゴほどもたくさん、どこにでも見つかるものだと――どこでも摘み取れると考えているのです」。

これに対してマウントイーグル卿は「どこにありますかね?」と言った。

レィディ・ペンブロークがすでに一〇人の見習生を持ち、さらにみずから負担して見習生一一人を持とうとしているのはすばらしい前進である。しかし救貧委員会が彼女たちの給料を払ったり、相当なアパートを準備するだろうか。

F.N.注記:ここで言っておいてもよいと思うことは、第一に英国病院看護改革において最初に必要なのは、まともな収容設備、まともな食事、まともな指導である点に気づくことである。そうすればどんな階層の立派な母親でも、娘が病院の看護職に就くことに異議を申し立てたりしないだろう。

★17 ここでの聖職とは、宗教職という意味にかぎられている。

4

# 一九〇〇年頃のナイチンゲール見習生

一八九九年に、私は三年間の養成に対し三〇ポンドの授業料を払う特別見習生として入学を許可されました。そのような養成を受ける人数は、授業料なしで四年間の養成を受ける普通見習生（看護婦見習生）とほぼ同数のようでした。病室での仕事量と時間数は両方とも同じでしたが、特別生にはある特権がありまして、とくに必要があるときには、臨時にシスターの代わりに取り締まりの仕事をしてもよいことになっていました。しかしこれは時々トラブルのもとになりました。

新入生は各四旬節当日か、その前後に入学を許されました。一八九九年三月二八日のお茶の時刻に私が着いたときは、他の見習生は六時の勤務についていて私は一人ぼっちでした。あとで、前日の夕方少なくとも一人が先着していたこと、翌日もう一人（マンナハイム男爵夫人）が入ってきたことを知りました。やがてホーム・シスターのヘイグ・ブラウン嬢が白いお茶ポットと茶筒をくださって、それを段の多いロッカーにどういうふうにしまえばよいか教えてくださいました。その他二、三の指示を受けたあと、私は食堂の長いテーブルの傍に腰かけて、ナイチンゲールキャップ三個、オランダエプロン四枚に名札を縫いつけました（これらは、持参するように言われていた白いエプロンの補充にするつもりでしたが、すぐに使いました）。その他制服についての指示があり、木綿のドレス（何色でも可）三枚を持参するようにと言われました。私はブルーの明暗のものを一着、ピンクのものを一着持ってきましたが、それらはそれまでに着ていたものでした。六～八週して看護婦長に面接し、そのあとで契約書にサインしました。そして、私たちはライラック色の縞模様のドレス用生地と黒皮のベルトとグレイのショールを支給されました。（のちに、これらは柔らかくて暖かなので、とても着心地のよいものだとわかりました。）

病室から帰ると、私たち見習生は三台の長いテーブルのまわりに座ります。ホーム・シスターが祈祷書を読み終えてから夕食がはじまります（午後八時四五分）。翌朝は起床ベルと共に起きてベッドを整え、部屋を整頓して、それから階下へおりて行き、お茶ポットを集めて寄宿舎一階の二基のボイラーでお茶を沸かします。（このあたりは寝室が数室あって、女中頭のプリシラと他の数人の女中たちが使っていました。プリシラは見習生たちに好かれておりました。リネン室もあって、私たちは洗濯屋へ渡す自分のリネン袋をここに置きました。）

午前七時、私たちは列をつくって一階から病室へ行きました。私は第七病棟の男子外科レオポルド病室（のちのナッフィールド病室）が割り当てられていました。私はここに、ため息で迎えられました。私の前任者が一カ月しか経っていなかったからでした。シスター（スミス嬢）は休暇で不在でした。与えられた最初の仕事は二八番患者を洗うことでしたが、私はどこからはじめてよいかわからずに途方に暮れて、いつもはどうするのかを彼に聞かなければなりませんでした。あとで髪を梳かすのに苦労しました。夜勤の看護婦が歯ブラシの使用法を説明してくれましたが、彼女の活気のない笑顔をよく覚えています。

こうした初期の経験が私に、将来機会があれば新入生を予備知識なしで病室に入れないようにしようと決心させたのでした。はじめの二、三週間、私は日記をつけておりました。それによると、何年使っても変わらない方式でゴム引き防水布を洗うのが外科病室三年見習生の分担になったとあります。ベッド用ゴム引き防水布の他、白いゴム引き防水布が、手術場の下や周囲に使われました。これらは患者につけて病室に返されますが、ていねいに洗って乾かしてから片づけなければなりません。

新入生の自由時間はふつう午前中の二時間でしたが、お茶の自由時間（五〜六時）があり、他の見習生の友だちに会えてとても楽しい時間でした。また日曜の正餐後の時間もたいへん楽しく、お茶を入れて寝室へ持ち込んでもよかったので、小さな「お茶会」が流行りました。月に一日当然与えられる休日がありました。はじめての休日は親類の人とエプソムで過ごしました。これまでにない楽しい経験だったと日記に記しています。総じて、起伏はありましたが、ナイチンゲール・ホームでのその一年は楽しいことがたくさんありました。

ふつう二カ月ごとに見習生の病室変えがありました。私の二番目の病室は男子内科のアーサー病室でした。楽しい病室でした。シスターはとても好かれていましたが、病室女中のベシーは、掃除はうまいが見習生にはつらくあたるといった、多くありがちのタイプの人でした。私はついにがまんしきれなくなり、シスターのところへ、「ベッシーは気のすむまで見習生に無礼をする気でしょうか」と聞きに行きました。それがもとでベッシーは以後、私に対してまるで別人のようになり、このつらいことも終わりました。

第一学年の学理授業は次のようでした。

特別見習生は内科、外科、衛生学の三コースの講義に出席しました。衛生学の講義は医学校で行われました。

普通見習生は週に一度の講義で、ホーム・シスターから教えを受けました。

私のまだ若い頃には、月に一度、夕食前に、病院牧師の聖書の時間がありました。疲れている見習生はこの時間にかなりぼんやりしていました。

その年の終わりに近い頃、見習生全員は看護婦長の見ている前でシャーキィ先生に試験されました。有名な先生で、物事を徹底的に根底まで教え、また思ったとおりを率直におっしゃる方でした。神経質な生徒や、学科のよくわかっていない生徒たちは、皆、怖がっていました。私たちが一列に座り、一人ずつ質問されました。答えがすらすら出ないと、次の見習生にその質問が続けられました。

私の見習生時代の各病室の構成スタッフは次のとおりです。

昼間——病室の隣の自室で眠るシスター、一人の職員看護婦、つまり養成二年目と四年目の間の看護婦です。それと三人の——夜勤、日勤、準夜勤の見習生たちでした。

夜間——昼のスタッフの訓練時間ですから夜勤職員看護婦があたっておりました。それに夜勤シスターか、その助手の巡回を受けます。

内科あるいは他の重症病室では、夜の仕事は、一病棟内の三病室を手伝う臨時看護婦を置くのがふつうになりました（一九〇一年頃）

夜勤の自由時間は不規則で、また遅くなりがちでした。

D. S. クード

ホーム・シスター（一九〇三～一九一〇）

看護婦養成予備学校シスター（一九一四～一九二三）

看護婦長補佐（一九二五～一九三三）

リデル館感染症棟主任シスター（一九四〇～一九四五）

# 訳者あとがき

一九六三年一〇月一六日、セント・トーマス病院ナイチンゲール看護婦養成学校を視察したとき、本書の原書をMiss Theodor Tunerから贈られ、一読後大いに感銘した。

そして病院長として、日本の看護の向上のためにも、看護教育に資する有益な資料であると判断してその日本語訳を思いたったしだいである。

訳にあたっては、友人の久永小千世氏にたいへん助力をいただいた。

また名古屋時代の恩師でその後も親しくおつきあいいただいている福田邦三先生に仕上げをお願いした。先生には拙文を逐行的に原書と参照していただき、さらに訳のみならず、その時代、かの地の情況をもその深い知識と滞英のご体験から判断して筆を入れていただいた。

出版に関しては日本看護協会出版会が最適と考えお願いしたところ、ご快諾いただいたしだいである。

一九七三年三月一五日

永坂 三夫

# 校閲者・訳者紹介

**福田邦三**《ふくだ くにぞう》

大正一一年、東京大学医学部卒業、一三年、助教授(生理学)。昭和四～六年、ロンドン University College で研究。昭和六年以来、名古屋医大、東大、実践女子大各教授、三七年山梨大学長となり、四一年任期満了で退官。東大在職中の昭和二八年、衛生看護学科創設に関与し、三二年、定年退職まで科長。実践女子大においてはじめて保健学概論および疫病学（Nosology）の各講座を開講。同三二年、同志と共に保健科学研究会を創立。三三年、その機関紙として月刊「保健の科学」（杏林書院）を創刊。

［著書］人体生理学（南山堂）、人体解剖生理学（南山堂）、最新家庭看護（共著）（同文書院）、精神の生理学（杏林書院）、実践保健学シリーズ（杏林書院）

**永坂三夫**《ながさか みつお》

昭和一二年、名古屋医科大学卒業。二三～二九年、国立神戸療養所長。二九～四三年、県立愛知病院長。四三～四四年、愛知県厚生連更生病院長。四五年、鳴海病院副院長。

**久永小千世**《ひさなが さちよ》

昭和三三年、同志社大学文学部英文学科卒業。三六年、訳書「最後の青い山」を二玄社より刊行。四九年、共訳書「セント・トマス病院物語」を日本看護協会出版会より刊行。児童図書館ピッコロ文庫館長、知立市立赤い羽根文庫顧問等を歴任。

本書は左記二冊を合本にし、復刻新装版として発行するものである。
■セント・トマス病院物語（一九七四年四月一五日　第一刷発行）
■聖トマス病院ナイチンゲール看護婦養成学校一〇〇年のあゆみ（一九七三年四月一〇日　第一刷発行）

# ナイチンゲールとセント・トーマス病院《びょういん》


二〇二〇年四月一〇日　第一版第一刷発行〈検印省略〉

校閲・訳者　福田邦三《ふくだくにぞう》
訳者　永坂三夫《ながさかみつお》・久永小千世《ひさながさちよ》
発行　株式会社 日本看護協会出版会
〒一五〇-〇〇〇一　東京都渋谷区神宮前五-八-二　日本看護協会ビル四階
〈注文・問合せ／書店窓口〉TEL〇四三六-二三-三二七一　FAX〇四三六-二三-三二七二
〈編集〉TEL〇三-五三一九-七一七一
https://www.jnapc.co.jp
装幀　齋藤久美子
印刷　株式会社フクイン



ISBN978-4-8180-2259-1